쪼=스,

쪼그려 앉기 = 스쿼트

쪼=스,
쪼그려 앉기=스쿼트

초판 1쇄 인쇄 2022년 5월 20일
초판 1쇄 발행 2022년 5월 30일

지은이 김광수
펴낸이 한준희
펴낸곳 (주)아이콕스

표지디자인 김보라
본문디자인 프롬디자인
일러스트 장윤호
영업 김남권, 조용훈, 문성빈
마케팅 한동우
경영지원 손옥희, 김효선

주소 경기도 부천시 조마루로385번길 122 삼보테크노타워 2002호
홈페이지 www.icoxpublish.com
쇼핑몰 www.baek2.kr (백두도서쇼핑몰)
이메일 icoxpub@naver.com
전화 032) 674-5685
팩스 032) 676-5685
등록 2015년 7월 9일 제386-251002015000034호
ISBN 979-11-6426-212-0 (13510)

백년건강을 위한 홈트레이닝

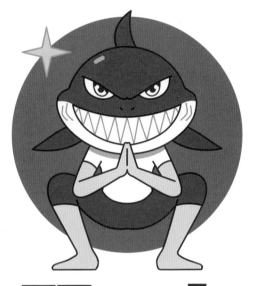

쪼스,
쪼그려 앉기 = 스쿼트

김광수 지음

플레이북
PLAYBOOK

Prologue(프롤로그)

쪼그려 앉기 = 스쿼트

'쪼그려 앉기' 자세는 오랜 옛날부터 삼삼오오 모여앉아 휴식을 취하는 자세이기도 하며, 다른 한편으로는 노동을 하는 자세이기도 합니다. 부엌에 쪼그리고 앉아 불을 지피거나, 밭일을 하며 오랫동안 쪼그려 앉아 고정된 자세로 수십 년 동안 생활하던 우리의 할머니, 어머니 세대에는 잘못된 관절의 움직임과 반복된 과사용으로 인해 많은 사람들이 관절병으로 고생하였습니다.

요즘은 주거환경의 개선과 산업형태의 발달로 인해 옛날과 같이 쪼그려 앉기 자세로 집안일을 하거나 노동을 하는 일은 현저히 줄어들게 되었습니다. 쪼그려 앉기라는 행위는 점점 우리의 일상에서 불필요한 자세, 하기 싫은 자세, 힘든 자세로 인식되고 있지만, 현대사회에서는 개인의 건강을 위한 긍정적 운동의 형태로 자리매김 되고 있습니다.

아마 '스쿼트'라는 운동 동작은 모두 들어 봤을 것입니다. 어떻게 하는 동작인지 모르는 사람이 없을 정도로 많은 사람들에게 건강을 상징하는 운동 동작으로 알려져 있습니다. 하체 근육이 대사증후군 및 관절질환 개선에 매우 중요하다는 것은 언론을 통해 많이 접했을 것입니다. 하체 근육을 발달시키고 강화하기 위해 첫 번째로 생각나는 운동 동작은 바로 "스쿼트"가 아닐까 생각합니다.

독자 여러분과 함께 할 이 책의 주제이자 제목인 쪼=스는 "쪼그려 앉기와 스쿼트의 영어와 한글의 사전적 뜻은 같다"라는 의미입니다. 실제로 영어사전에서 스쿼트Squat를 찾아보면 '쪼그리고 앉다'라는 뜻임을 알 수 있습니다.

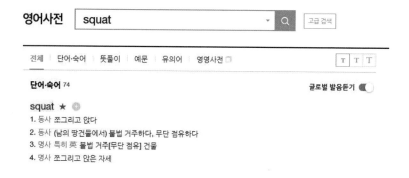

과거의 휴식과 노동 형태의 자세가 현재 우리 모두에게 얼마나 필요하고 중요한 운동 동작의 하나가 되었는지를 독자 여러분들에게 전달하고 싶은 마음에, 지금부터 이 책의 내용을 시작해 보려 합니다.

"Training의 서막"

선수재활 트레이닝과 병원 운동치료센터 및 멤버쉽 스포츠센터의 퍼스널트레이너를 지내왔던 필자에게 인생의 전환점이 되는 바로 그 순간이 찾아왔습니다. 2011년 8월, 우연히 접하게 된 ㈜호텔신라 퍼스널 트레이너 구인 공고였습니다.

이때부터 저의 트레이닝 자질과 능력, 트레이너란 어떤 일을 하는 사람이고, 트레이닝의 기술적 부분들(프로그램 디자인, 고객응대, 트레이닝 접근법, 운동 동작에 대한 다른 시각적 지도법)을 새롭게 생각하게 되었습니다.

"트레이너를 가르치는 트레이너"라는 말은 아마 이때 처음 들었던 것 같습니다. 마스터 권(권오영 스승님)을 만나 그만의 트레이닝 스킬을 전수받고, 수많은 고객과 현장에서의 변수들을 경험하며 지금 이 순간까지 오게 된 것 같습니다. 물론, 발 빠르게 움직이는 피트니스 시장은 운동에 관한 전문서적과 교육들로 저를 비롯하여, 수많은 트레이너들의 학습능력과 기능적 운동능력 수준을 향상시킬 수 있는 환경이 형성되는 시기였습니다. 그러나 이러한 교육과는 또 다른 시각과 생각을 갖게 하는 마스터 권의 교육과 트레이닝 철학은 지금의 저와 같은 많은 트레이너들을 만들어 낸 듯합니다.

"일상과 트레이닝은 하나다"

"우리의 몸은 기구이고, 장비이다"
"숲을 바라볼 때, 나무만 보지 말고, 숲 전체를 보도록 해라"

이러한 이야기들을 자연스럽게 운동지도에 녹아들어 적용하면서, 다른 트레이너와 조금 다른 차별화된 운동지도를 할 수 있었던 것 같습니다. 현재 필자는 고객과 1:1의 계약을 맺고, 각 개인의 특성과 운동의 목적에 맞는 개인별 운동 프로그램을 제공하여 정해진 시간에 고객을 지도하는 퍼스널 트레이너의 역할을 하고 있으며, 운동전문가가 되고 싶어 하는 지망생들을 지도하여 양성하는 일을 겸업하고 있습니다.

이 글을 통하여 움직임의 원활함과 효율성을 위해 가장 중요한 포인트를 전달하고 싶습니다.

1) 내 몸의 무게중심
2) 근수축의 종류
3) 신체 협응력Coordination
4) 관절가동범위ROM 찾아내기 & 만들기
5) CORE 동원순서 & 유지
6) 인체의 전신과 부분(개별근육)을 적절히 사용하는 움직임 만들기

내가 스스로 하는 운동과 고객의 운동지도에 대한 확신과 생각을, 이 책을 통해 함께 생각해보고 만들어 갔으면 합니다.

도움주신 모든 분들 ────────────────────────────────

기회와 가르침을 주신 스승님
권오영 마스터(KWON'S Fitness Lab)

SNL 협동조합 정경진 이사장

삼성레포츠 센터 Personal trainer 팀원들
김성운/조은영/신영훈/채병민/윤진호/조혜리/성기훈/박장호/김정민/배수호/손우찬/김가연

㈜이엔비 헬스어플 "바디케어" 양세윤 대표
사단법인 한길봉사회 김종은 회장

차례

CHAPTER
5

Squat Therapy 쪼 = 스　　145

CHAPTER
6

쪼=스 Solution 단계별 운동접근(Step by Step Training)　　167

"쪼그려 앉기 = 스쿼트"

X

* 보디빌딩 운동을 목적으로 한 하체 근육의 크기(Volume)를 늘리기 위해 초점을 맞춘 고립형 방식의 스쿼트가 아니다.

* 고 중량을 들어올리기 위한 목적의(Power lifting) 스쿼트가 아니다.

O

* 생체 역학적 관점과 원활하고 효율적인 스쿼트 동작을 위한 기술적 테크닉을 중심으로 한 트레이닝(운동) 목적 및 교육을 위한 스쿼트 동작이다,

* 필자가 학습하고, 현장에서 실제 경험한 내용들을 토대로 집필한 스쿼트 동작의 내용과 지도안이다.

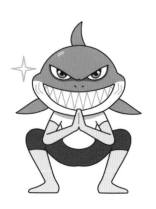

운동 전
알아야 할 것들!

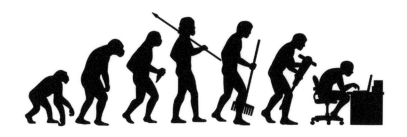

움직임에 대한 관점

"과거 인류에게 의식주를 결정하는 기준이었던 힘의 역할이 문명의 발달과 기술의 발전으로 인해 없어지거나 축소되어 왔다. 우리 인간은 잠재적으로 강한 근육과 뼈와 힘줄과 신경을 가지고 있으며, 우리의 조상이 물려준 이 전리품들은 우리의 주의를 끊임없이 요구한다."

"그냥 내버려 두기에는 너무 오랜 시간 동안 만들어져 온 것들임에도 우리는 위험하게 이를 무시하고 산다. 그러므로 원래의 상태를 유지하기 위해 알맞은 자극을 제공해 주어야 한다."

"운동이 바로 그 자극의 시작이자 기본이다!"

"우리는 인류가 적응해 온 모습 그대로를 회복하기 위해 운동을 해야 하며, 이렇게 해야만 육체적으로 정상이 된다."

"21세기인 지금에도 우리의 몸과 마음을 정상으로 돌리기 위해 필요한 것이기도 하며, 정상이라고 할 만한 사람들이 많지 않은 것이 실질적 사실임을 우리는 알고 있다."

『스타팅 스트렝스Starting Strength』의 저자 마크 리피토Mark Rippetoe의 이야기이다. 고객들의 건강과 원활한 컨디션을 담당하고 있는 나로서는 정말 공감할 수밖에 없는 움직임에 관한 내용이다.

결국 신체의 좋은 컨디션 유지와 긍정적인 움직임 개선을 위한 관점에서 보았을 때, 자의에 의해 움직이는 것과 타의에 의해 움직이는 것의 차이는 다른 결과를 초래한다.

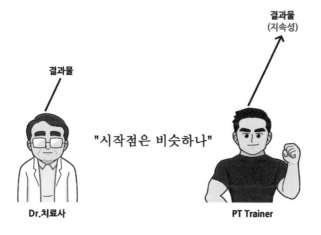

능동적인 부분과 수동적인 부분으로 보았을 때, 제3의 손길(도움을 받는 행위의 스트레칭이나 치료), 물체(도구를 사용한 근막이완 및 스트레칭)와 시작점은 똑같을 수 있으나, 그 결과물의 지속성과 감수성은 다르다는 것을 우리는 직접 체험할 수 있을 것이다.

우리 인간은 움직이며 살았으며, 움직임에 익숙하고, 움직임을 받아들여 살아왔다. 그러나, 현대문명의 발달로 인하여 현재 우리들의 모습은 이와 반대의 모습이 되어버렸다. 움직임보다는 편리함에 익숙해져, 더욱 자동화되어 있는 시스템을 추구하며 한층 더 발전된 세상을 받아들이려 하고 있다.

자가용을 몰고 출근을 하고, 가족과 함께 식사를 할 때나 TV 앞에서 휴식을 취할 때, 그리고 사무실에서 업무를 볼 때...
이와 같은 모든 행동들에는 공통점이 있다. 바로 앉는 행위이다.

전 세계적으로 인정받고 있는 미국의 물리치료사 그레이 쿡Gray Cook의 저서 『움직임Functional Movement System』이라는 책에서는 움직임에 대해 다음과 같이 말하고 있다.

1. 제대로 움직인 다음, 자주 움직여라
2. 움직임이란 인간의 초기 성장과 발달 과정의 핵심이며, 평생에 걸쳐 있는 주요 주제이다
3. 전체는 각 부분의 합보다 크다

우리는 진정한 움직임들 중 일부분을 잃어버렸다. 지금까지 사람들은 몸이 원하지 않는 패턴의 움직임을 스스로 자청하여 받아들이면서 올바르지 못하게 성장해 왔다. 사람이 태어날 때, 그들은 그들의 움직임을 거의 의식적으로 조절할 수 없다. 그들은 본능적이고 반사적이다. 시간이 지남에 따라 유아는 조절에 능해지고, 더 의식적이고 목적이 있는 움직임을 만들 수 있게 된다. 이러한 움직임들을 통해 성장해온 현재의 우리들 중 움직임의 중요성에 대해 인지하고 있는 사람들은 여러 가지 유형의 움직임, 즉 "운동"을 하고 있다.

운동의 종류는 수없이 많다. 스스로의 기호와 목적에 맞는 운동을 찾아 휴일 및 개개인의 여가시간을 활용하여 즐기고 있을 것이다. 이러한 여가스포츠 중 보디빌딩 종목을 예를 들어 보자.

보디빌딩은 중량 운동기구와 유산소 운동을 통하여, 신체 근육을 기르는 운동을 말한다. 보디빌딩을 통해 우리 몸의 균형적인 근육 발달 및 조화, 그리고 근육의 선명도가 좋아지는 등의 효과를 볼 수 있다.

과거 우리가 생각하고 있는 보디빌딩 스포츠는 국소 부위의 발달만을 추구하며 힘을 기르고, 어떠한 자세든지 무거운 것을 들어 올려 근육에 엄청난 자극을 주어 큰 근육을 만드는 것이라고 생각했을 수도 있다. 하지만 나는 10년이 넘는 지도 경험을 통하여 보디빌딩 운동이 매우 과학적이고 신체통합적인 근육의 동원이 필요하며, 생체 역학적 자세를 통한 부상 예방 및 운동의 효율성이 포함되어 있는 스포츠라는 것을 알게 되었다.

우리 인체의 전체적인 움직임의 중요성에 대하여 말할 때 항상 보디빌딩 스포츠는 전체적 움직임의 중요성보다, 국소 부위의 근육 발달만을 요하는 운동이라는 것을 비약했던 적이 있었다. 나는 "움직임"이라는 포괄적인 주제를 다루면서 모든 스포츠나 여가활동에는 항상 좋은 움직임과 긍정적 움직임이 필요하며 그것을 꼭 실천해야 한다고 강조한다.

즉, 어떠한 특정 부위의 근육만을 발달시키는 것을 목표로 하는 것이 아닌, 우리 인체의 하나로 연결되어 있는 조직들의 특성과 움직임의 협응력Coordination을 중시한 통제적 움직임을 기반으로 하여야 한다는 것을 명심하도록 하자. 그래서 우리는 "인체는 머리부터 발끝까지 하나의 연결고리(유기체)로 연결 되어있다!"라고 말한다.

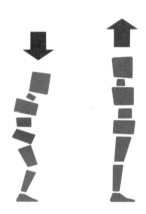

잃어버린 엉덩이
(Sitting disease)

책상과 컴퓨터, 우리 일상에서 하루 한시도 빠질 수 없는 핸드폰. 우리는 이렇게 발전된 현대문명의 편리화 된 기계들과 함께 떼려야 뗄 수 없는 관계로 하루를 보내고 있다. 이러한 시간들이 반복되면서 우리 인체 중 하체(골반, 고관절)에 가장 가까이 위치한 여러 개의 근육들 중 하나인 "엉덩이" 근육이 언제부터인가 사용되지 않기 시작하였다. 그 결과로 현대 의학에서 일명 "Sitting disease"라고 불리는 여러 가지 질환들이 발생하게 된다.

미국인의 경우 평균 12시간 이상을 앉아서 생활한다고 한다. 우리나라의 경우에는 과연 어떨까? 학창시절 아침부터 등교해서 하루 종일 책상에 앉아 수업을 받거나, 사무직 직원들이 컴퓨터 모니터 앞에서 일하는 모습을 생각해보면, 결코 미국인의 앉아서 생활하는 시간에 비해 절대로 뒤지지 않을 것이라 생각된다.

앉아서 생활을 하는 시간이 길어지게 되면 자동적으로 신체의 움직임이 적어질 것이고, 인체 에너지 소모량은 현저하게 줄어들게 된다. 이러한 현상이 지속적으로 반복되면 근골격계, 심혈관계의 부정적 문제점이 계속하여 발생되고, 악순환의 고리는 반복의 연속이 되어 더 큰 문제들로 우리를 계속하여 괴롭힐 것이다.

움직임이 없는 생활 ➡ 신체 활동의 감소 현상 ➡ 근육의 기능 감소 ➡ 심폐 능력의
저하 ⬅ 근육의 기능 감소 ⬅ 심폐 능력의 저하 ⬅ 신체활동의 감소현상

앉는Sitting 자세에서 엉덩이 근육들의 형태를 생각해보자. 근육에
힘이 발생하지 않으며, 축 늘어진 상태로 지속해서 있게 되기 때문
에 오랜 앉아서 생활을 하는 습관은 전체적인 근육량의 감소와 엉덩
이가 해야 할 본연의 기능을 잃게 만드는 "Sitting disease"의 원인이
된다.

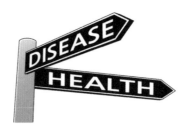

"당신의 올바른 생각과 실천만이
당신의 가야할 방향에 대해 말해 줄 것이다"

3

앉아만 있으면 생기는 일들

3-1 약해지는 하체와 엉덩이가 고관절 위험까지

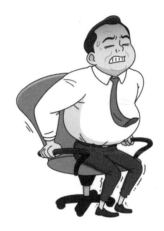

사용하지 않는다면 잃게 된다!

만일 하루 종일 앉아만 있다면 하체 근육은 약해질 수밖에 없다. 이것은 엉덩이의 근육위축으로 이어져 단독적으로 힘을 줄 수 있는 근육임에도 불구하고 어떻게 힘을 줘야 하는지조차 알 수 없게 된다. 오랫동안 사용하지 않아 이를 그대로 방치할 경우 엉덩이 근육은 처지게 되고, 고관절의 기능과 안정성 또한 문제가 될 것이며 그로 인해 부상의 위험도는 높아질 수밖에 없다.

3-2 바르지 못한 자세로 인한 허리 통증

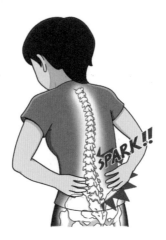

　바르게 앉은 자세에서의 엉덩이 근육은 척추와 골반 근막, 그리고 여러 개의 신경으로 연결되어 골반을 세워준다. 마치 권총의 방아쇠를 당기는 것과 같이, 또는 전원 스위치를 켜는 것과 같이 엉덩이는 척추와 골반의 바르고 안정된 자세를 깨워주게 된다.

> **만약 척추와 골반이 연결되어 있지 않다면?**
>
> 허리(척추 기립근/요방형근) ----- 대둔근 상단(골반 상단부위)
> " Spark "

우리 인체의 골반에 붙어 있는 엉덩이 근육은 복부를 지지해주고, 척추와 하체를 이어주는 징검다리 역할을 한다. 또한 몸통과 하체에 수많은 근육들이 부착되어 있어, 앉는 자세에서 체중을 분산시키지 않고 유지해주는 역할을 하게 된다.

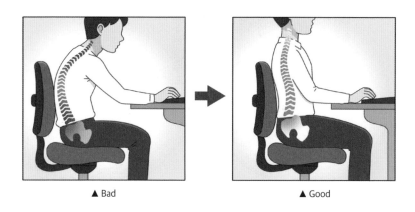

▲ Bad　　　　　　　　　　　▲ Good

바르지 못한 앉기 자세는 엉덩이 근육의 부재로 인하여, 표면 기립근과 심부 기립근에 엄청난 스트레스를 주게 된다. 약해진 엉덩이 근육은 척추를 받쳐주는 힘이 떨어지게 되고, 그로 인하여 등과 허리는 구부정하게 되어 척추 디스크를 비롯하여 다른 근육과 인대까지 좋지 않은 영향을 미쳐 통증을 유발하게 된다.

3-3 주객이 전도

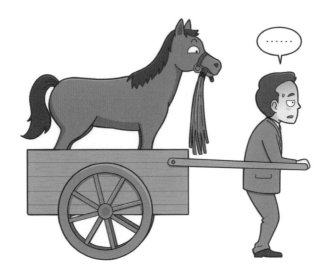

    엉덩이 근육이 사용되지 않아 자신의 기능을 잊어버리게 되면 허벅지 뒤쪽 근육(햄스트링)과 허리 주변 근육이 엉덩이의 기능을 대신하여 사용될 것이다. 그로 인해 엉덩이의 기능까지 대신해야 하는 허벅지 뒤쪽 근육과 허리 주변 근육은 극심한 스트레스를 받게 될 것이고, 그것에 대한 보상 작용으로 허리나 무릎으로 통증이 발생될 수도 있다.

3-4 대사증후군과 심혈관 질환에 노출

앉아 있는 시간이 길어진다면 중성지방 분해가 감소하고, 포도당 대사가 느려지면서 콜레스테롤 수치가 상승하며 당뇨병의 전조인 인슐린 저항성이 증가할 확률이 높아지게 되고, 혈압의 민감도 또한 불안정하게 될 것이다.

어느 연구에 따르면 일주일에 23시간 이상 TV를 시청하는 사람은 11시간만 시청한 사람보다 심혈관 질환으로 사망할 위험도가 64% 더 높았다고 한다. 많은 전문가들은 더 많이 앉아있는 사람들이 심장마비나 뇌졸중 위험도에 노출될 위험도가 더 크다고 강조하며 이야기한다.

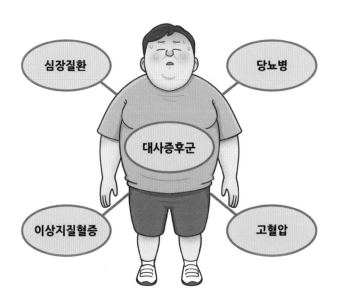

돌아올 엉덩이
(Self 엉덩이근육 진단법)

4-1 엎드려 다리(엉덩이) 펴고 들기

└ 엉덩이 기능의 활성도(딱딱해 지는지) 검사

HOW TO

❶ 엎드려 누워 양손을 이마에 대고, 양다리를 곧게 뻗어 바닥에 놓는다.

❷ 무릎을 곧게 펴준 상태로 한쪽 다리를 위로 들어 올린다.

❸ 10초 버티기를 하면서 눈으로 근육의 동원순서를 확인한다.

    ＊정상적 근육동원 순서

    ① 엉덩이 → ② 반대쪽 허리근육 → ③ 뒷다리(햄스트링) → ④ 같은쪽 허리근육

❹ 엉덩이를 손으로 만졌을 때, 힘이 들어갔는지를 확인한다.

    ⇨ 활성도 Check

❺ 반대쪽 다리도 동일한 방법으로 실시한다.

NOTICE

· 다리를 들어 올릴 때 날숨 (4초)

· 만일 다리를 들어 올렸을 때 엉덩이보다 허리 근육에 먼저 힘이 들어가거나, 엉덩이 근육이 딱딱해지지 않고 힘이 들어가지 않으면 해당 근육의 근 위축으로 판단할 수 있다.

    ＊근 위축 = '엉덩이 근육이 잘 쓰이지 않는다'라는 뜻

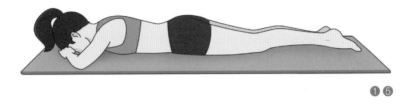

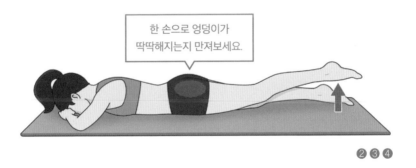

4-2 천장보고 누워 한쪽 다리(엉덩이) 펴고 들기

ㄴ, 양쪽 엉덩이(골반) 근육의 균형 및 근위축 상태 확인

HOW TO

❶ 천장을 보고 누워 양 무릎을 구부려 준다.

❷ 양손을 바닥에 짚고 양쪽 엉덩이를 들어 올려 준다.

❸ 현 상태를 유지하고, 한쪽 다리를 동일선상 위치에 들어 올려 10초간 유지한다.

❹ 버티고 있는 다리와 뻗고 있는 다리의 골반뼈 기울기를 확인한다.
   * 양쪽 튀어나온 골반뼈(전상장골극)를 Check!!

❺ 반대쪽 다리도 동일한 방법으로 실시한다.

NOTICE

• 골반뼈(전상장골극)가 수평을 이루는 것을 정상 기준으로 본다.

• 양쪽 엉덩이를 한번씩 번갈아 가며, 기울기를 파악한다.

• 기울어진 곳 반대편 엉덩이의 근육이 힘이 떨어진다고 의심해 볼 수 있다.

🔍 참고 ▶ **전상장골극의 기울기 Check !!**

▲ 기울어진 모습   ▲ 정상 기준

전상장골극은 골반 앞에 손바닥을 대면 제일 툭 튀어나온 뼈를 말한다. 전상장골극(골반뼈)이 수평을 이루지 못하고 한쪽으로 기울어진다면, 기울어진 곳(오른쪽) 반대편 엉덩이(왼쪽)의 근육에 힘이 떨어진다고 의심해 볼 수 있다.

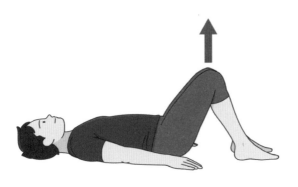

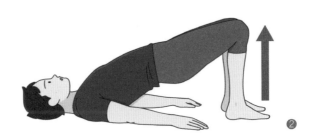

다리를 들어 올려 10초 유지 후 골반뼈의 기울기를 체크!!

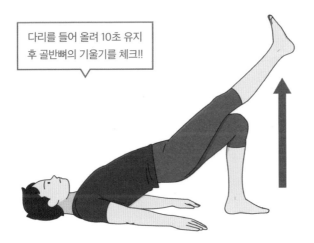

4-3 옆모습(시상면)에서 골반 기울기 확인하기

ㄴ, 골반의 위치(전방경사)를 확인하여, 엉덩이 근육의 활성도 검사

HOW TO

❶ 상의를 바지 안으로 넣어 준다.

❷ 옆(시상면)으로 서서 정면을 바라본다

❸ 허리벨트 선이 지면과 수평선상을 이루고 있는지 가상의 선을 만들어 확인한다.

NOTICE

· 허리벨트 선이 지면과 수평선상에 있지 않고, 앞으로 기울어지는(골반 전방경사) 경우 엉덩이 근육의 활성도 및 조절 능력이 떨어진다고 의심해 볼 수 있다.

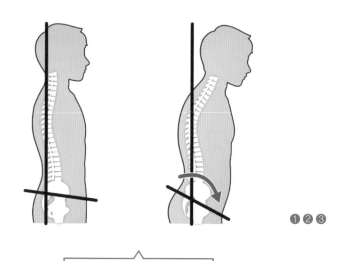

❶❷❸

골반이 앞으로 기울어진 상태가
엉덩이 근육을 항상 늘어진(이완)
상태로 만들어버린다.

5

돌아온 엉덩이
(Exercise Solution "Big 5")

5-1 엎드려 누워 다리 접어 들기(Prone Hip Extension)

HOW TO

❶ 엎드려 누워 양손을 이마에 대고, 양다리를 곧게 뻗어 바닥에 놓는다.

❷ 한쪽 무릎을 90도 접어 발바닥이 천장을 향하게 한다.

❸ 천장을 향해 다리(허벅지)를 들어 올린다.

❹ 10초 버티기를 실시한 후, 반대편도 동일한 방법으로 실시한다.

NOTICE

· 허리와 뒷다리에 힘이 들어가지 않도록 실시한다.

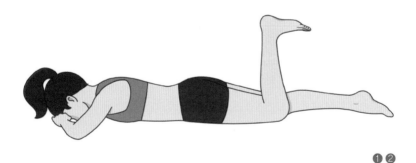

❶ ❷

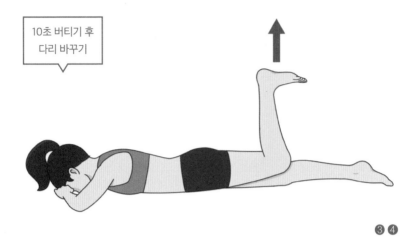

10초 버티기 후
다리 바꾸기

❸❹

5-2 옆으로 누워 다리접어 벌리기(Clam Shell)

HOW TO

❶ 옆으로 누워 마치 '조개가 입을 벌렸다, 닫았다'하는 형상의 모습을 재현
한다는 생각으로 이미지 트레이닝을 하며 실시한다.

❷ 다리는 45도 정도 구부려, 몸이 뒤로 누워지지 않게 골반 중립을 유지하
며 실시한다.

❸ 15회 실시 후, 반대편도 동일한 방법으로 실시한다.

NOTICE

· 다리를 구부릴 때는 60도가 넘어가지 않도록 한다.

· 몸이 뒤로 누워지면 척추가 뒤틀리게 되므로 주의하도록 한다.

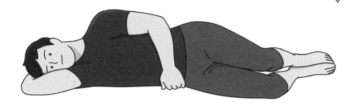

엉덩이 중간 근육의
움직임에만 집중한다

❶

15회 실시 후
돌아누워 다리 바꾸기

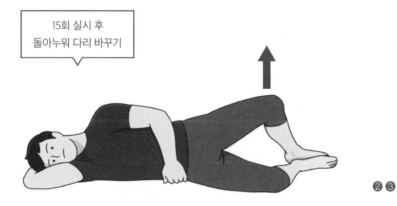

❷❸

⊕ 참고 ▶ **루프밴드 착용으로 난이도 높이기**

난이도를 높여 진행하고자 할 때는 루프밴드를 허벅지 하단에 착용하여 동일한 자세
로 실시한다.

5-3 천장보고 누워 한쪽 엉덩이 들기(Supine Single Bridge)

HOW TO

❶ 천장을 보고 바닥에 누워 무릎을 60도 구부린 상태로 발은 평평하게 놓는다.

❷ 한쪽 다리(허벅지)를 90도로 접어(굴곡) 양손으로 잡아준다.

❸ 한쪽 엉덩이가 최대 힘이 들어가는 정점까지 엉덩이를 바닥에서 들어 올려 최대한 강하게 5초간 조여 준다. 그리고 천천히 처음 자세로 돌아온다.

❹ 10회 실시 후, 반대편도 동일한 방법으로 실시한다.

NOTICE

• 허리 또는 허벅지 뒷다리에 힘이 들어가지 않도록 엉덩이 근육에 집중하도록 한다.

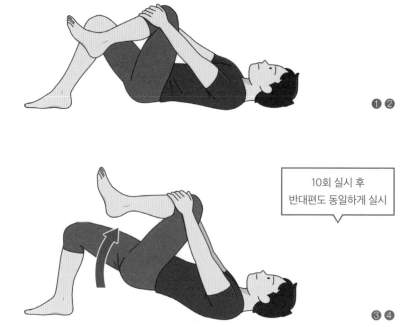

❶❷

10회 실시 후
반대편도 동일하게 실시

❸❹

5-4 서서 엉덩이 뒤로 밀며 앉기(Standing Activation Hip Sit Back)

HOW TO

❶ 척추 중립자세에서 후면사슬(근육)이 사용될 수 있도록, 고관절을 접어 상체의 각도를 45도 기울여준다.

❷ 앞쪽 발의 뒤꿈치 위치에 다른 한쪽 발을 놓거나, 한쪽 무릎을 90도 접어 준다.

   ⇨ (1), (2)의 두 가지 방법에 따라 선택하여 실시한다.

❸ 골반의 좌/우 수평을 유지하며, 엉덩이를 뒤로 밀어주며 앉는다.

❹ 20회 실시 후 반대편도 동일한 방법으로 실시한다.

NOTICE

- 동작 시 무게중심 선(앞다리에 체중유지)을 벗어나지 않도록 집중한다.
- 엉덩이를 뒤로 밀어주며 앉을 때, 허리가 둥글게 말리지 않도록 주의한다.
- 하강 동작 시 앞쪽 다리의 무릎(중심 발)이 발등선을 벗어나지 않도록 주의한다.
- 두 동작 모두 엉덩이의 당김(신장성 수축)을 충분히 느낄 수 있을 정점까지 밀어주고 일어 난다.

(1) Split stance Sit Back - 앞쪽 발 뒤꿈치에 다른 한쪽 발을 놓는다

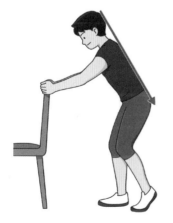 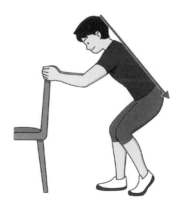

(2) Single leg Sit Back - 한쪽 무릎을 90도 접어준다

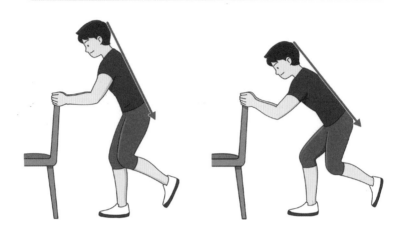

5-5 루프밴드 걸고 좌/우 옆으로 걷기(Loop Bands Lateral Walking)

HOW TO

❶ 양다리 발목 부위에 루프밴드를 넣어 착용한다.

❷ 밴드의 탄성이 유지될 수 있도록 골반 넓이로 다리를 벌리고 선다.

❸ 코어에 긴장을 유지하고 무릎 관절을 약간 구부려 준다.

❹ 정강이부터 무릎까지 수직을 유지하며, 옆으로 이동한다

❺ 옆으로 걷는 발의 이동간격은 자신의 발 하나 넓이로 움직이도록 한다.

❻ 옆으로 걷기(20회씩 좌/우 왕복 2회 실시가 1세트)를 실시한다.

NOTICE

• 고관절 안정화와 하체 균형을 잡아주는 운동이다.

• 발의 전체가 지면에 접촉되어 있도록 발바닥 아치를 유지하도록 한다.

• 운동 수행 중 루프밴드에 적당한 탄성저항을 계속해 느낄 수 있도록 골반 넓이를 유지하
며 실시한다.

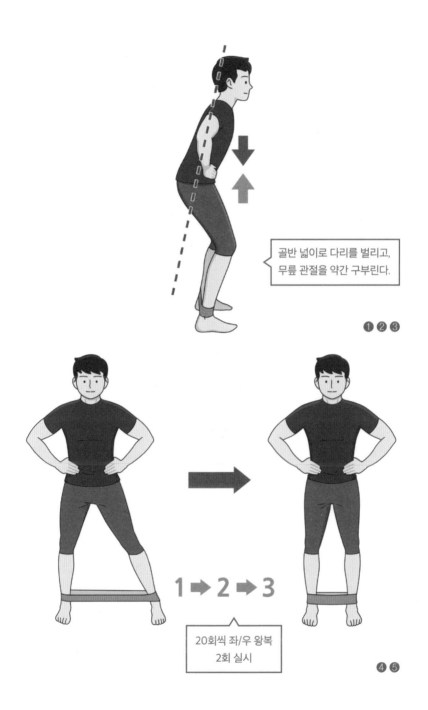

골반 넓이로 다리를 벌리고,
무릎 관절을 약간 구부린다.

①②③

1 ➡ 2 ➡ 3

20회씩 좌/우 왕복
2회 실시

④⑤

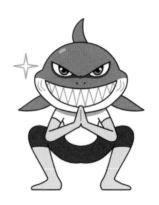

[잘못된]
움직임을 찾아내고
[올바른]
움직임을 만들어라
&
[몸이] **기억해라**

아름다운 몸매 vs 건강한 몸매

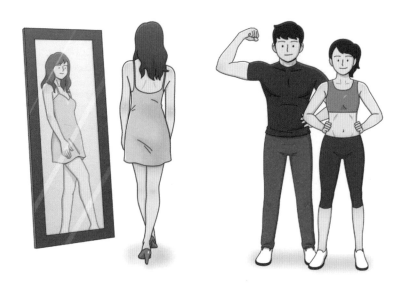

우리는 누구나 자기 자신을 꾸미고 관리하고 유지하며, 현재보다 좀더 나은 삶을 살아가기 위해 끊임없는 관심과 노력을 기울이며 살고 있다. 물론 개인의 기호에 따라 조금씩 다른 차이점은 있을 것이다.

지난 2000년 초반 육체적, 정신적 건강의 조화를 통해 행복하고 아름다운 삶을 추구하자는 의미의 웰빙Well-Being이라는 문화적 신조

어가 널리 확산되었고, 이후 항노화Anti-age나 건강과 삶Health & Life 등과 같은 단어들이 우리 일상에 트렌드화 되어 너무나도 익숙한 삶의 일부분 중 하나로 자리 잡게 되었다. 과거 먹고 살기에만 바빴던 시대, 하루 종일 가사일이나 직장 일과에만 매달려 지치게 살아야 했던 아버님, 어머님 세대에서는 한번도 들어보지도, 생각해보지 못한 단어들일 것이다. 그만큼 우리가 살고 있는 현대사회의 삶의 질은 과거와 비교도 되지 않을 만큼 많은 향상을 거듭했고, 어떻게 하면 현재보다 더 젊게! 더 건강하게! 더 즐겁게! 삶의 질을 높일 수 있을지에 사회적으로 많은 관심과 노력을 가지게 되었다.

살면서 한번쯤은 스스로의 건강과 외모 관리에 신경을 써보지 않은 사람은 없을 것이다. 예쁘고 멋진 옷을 입고, 아름답고 광채 나는 얼굴과 피부를 원하고, 남들보다 마른 체형이 싫어서 혹은 뚱뚱해서, 울퉁불퉁 근육을 만들고 싶어서, 날씬한 몸매를 찾거나 유지하고, 아프지 않고 건강한 삶을 영리하고 싶다는 생각들은 누구나 한번쯤은 생각해 보거나 시도해 본적이 있을 것이다.

2000년 중반에서 후반 까지만 해도 극단적인 다이어트에 의존하는 것이 다이어트의 진실과 전부인 것 마냥 세상에 알려지기 시작했으며, 이러한 방법이 사회적으로 다이어트의 기준이 되어 버렸다는 생각이 든다. 아름다움과 건강을 쫓는 이들에게는 우람한 근육질에 조각 같은 몸매를 가진 피트니스 모델들이 부러움과 동요의 대상일 수밖에 없었을 것이다. 그렇게 운동과 영양섭취를 조절하며, 만들어진 몸매를 "예쁘고 멋있다"라는 기준으로 삼았으며, 고립형태의 운동만으로 울퉁불퉁 솟아오른 근육을 가진 사람이라면 "건강한 사람이다"라고 일컬었다,

사람들은 자신의 외형적인 모습을 관리하며 자신만의 만족감, 성취감, 자존감을 찾아가게 되었고, 건강이라는 수식어 또한 내 이름 석자 앞에 자랑스럽게 달게 되었다. 여기서 우리는 아름다움과 건강이라는 단어에 대해 올바른 생각과 정의에 대해 따져볼 필요성이 있다고 본다. 먼저 외형적으로만 비춰지는 건강한 몸은 구조적 신체에 대한 일부분일 뿐이다. 겉으로 보이는 건강한 모습만이 넓은 의미를 갖고 있는 건강이라는 단어를 포괄하여 대표할 수는 없다.

이론적 부분의 건강에 대해 살펴보면 "질병이 없거나, 허약하지 않은 것"만을 말하는 것이 아니라, "신체적, 정신적, 사회적으로 완전히 안녕한 상태에 놓여 있는 것"이라 일컫는다. 구체적으로, 건강의 요소 대해 살펴보면 육체적, 형태적 요소(신장, 체중과 같은 외형적 계측 값, 내장의 여러 기관 등의 생리적 기능), 정신 기능적 요소로 분류하여 평가하기도 한다. "신장, 체중의 적절한 밸런스", "여러 기관의 생리적 기능, 종합적인 체력", 이러한 부분은 건강 체력의 요소인 근력, 근지구력, 심폐지구력, 유연성, 신체조성을 통틀어 이야기하는 것이다. 이와 같이 건강이라는 단어는 외형적 모습만을 기준화하여 말할 수 없으며 표준의 지표로 삼을 수 없다.

여기서 필자가 이야기하고 싶은 말은, '우리가 생각하는 아름다운 몸과 건강한 몸의 기준과 차이점은 그리 어렵지 않다'라는 점이다. 쉽게 생각해보면 "백지 한 장 차이" 정도? 건강한 몸을 유지하기 위해 꾸준한 노력과 관심을 지속적으로 쏟는다면 아름답고 멋진 외형적 모습이 함께 할 수 있을 것이고, 건강한 삶을 살기위한 나의 노력은 분명 나 자신에게 보답해 줄 것이라는 것을 우리 스스로는 알고 있다.

　"건강해 보인다"는 말과, "건강하다"라는 말은 엄격히 말하면 서로 다르다는 것을 우리들은 꼭 알아야 하며, 알려야 한다.

나의 자세 알아보기

약 10년 전 '체형 교정'에 대한 관심과 생각들이 대중들과 운동지
도자들 사이에 이슈가 되기 시작하면서 병원, 피트니스 클럽, 개인
퍼스널 트레이닝 샵, 마사지 샵, 도수 치료, 카이로 플라틱 등과 같
이 사람의 몸과 건강을 다루는 업종 종사자들이 늘기 시작하였으며,
그들의 간판에서 자주 볼 수 있는 문구가 바로 '체형 교정'이다.

현대 문명사회의 발달로 인한 인간의 움직임 빈도와 환경적 변화
즉, 1차(농업, 축산업, 수산업) 2차(공업, 건설업 등)산업에서 보여진 노동
형태의 산업화가 3차 산업(금융업, 상업, 관광업 등의 서비스업)인 좌식 업
무 형태의 산업으로 바뀌어 가면서 우리의 몸은 본연의 자세와 움직
임을 잃어버리며 살기 시작했다. 현재 우리는 4차 산업시대를 살고
있다. 우리 몸은 스스로의 몸을 지키고 유지하기 위해, 잘못된 움직
임과 자세에 대항하여 힘겹게 버티며 살아가고 있는 것이다.

그로 인해 근육의 불균형은 시작되었고, 그 시작은 근육이 관절
(뼈)를 잡아당기어 자기 스스로의 몸을 삐뚤게 비틀어버렸고, 이러
한 자신의 몸을 자연스레 받아들이며 불편감과 통증을 감수하며 살
아가고 있다. 이러한 부정적 변화를 우리는 하루 빨리 밀쳐내야 한

다. 그러한 동기부여와 방법을 제시해 줄 수 있는 것은 바로 운동, 운동뿐이다!!

운동을 지도하는 한 사람으로써 하루 빨리 시작하길 권유한다.

인체의 올바른 구조를 이해하고, 우리 인체 고유의 정해져 있는 관절과 근육의 움직임 찾아내어 그것을 올바른 자세로 인지하기 시작해야만 한다. 그러기 위해서는 올바른 움직임의 환경적 노출이 운동과 일상에 젖어 들어야 한다. 그런다면 우리의 몸은 분명 그러한 환경에 빠르게 적응할 것이고 불편감과 통증에서 차츰차츰 벗어나게 될 것이다.

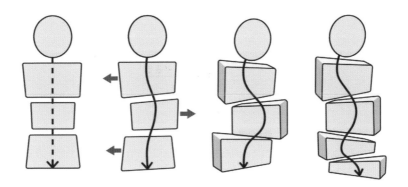

3 올바른 정렬에 대하여

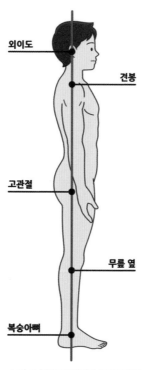

외이도

견봉

고관절

무릎 옆

복숭아뼈

▲ 옆 모습(시상면)에서의 올바른 정렬

● **이상적 라인(Ideal line)**

외이도 - 견봉(어깨중심 선) - 흉추 추체 - 고관절 전면 - 슬개골 뒷면
- 복사뼈 전면

● 정렬(Alignment)의 중요성

올바른 자세에서 근육은 가장 효율적인 제 기능을 할 수 있으며, 흉부와 복부의 기관들이 원활한 활동을 할 수 있는 최적의 상태가 조성된다.

● 올바르지 않은 정렬(Crossed syndrome)

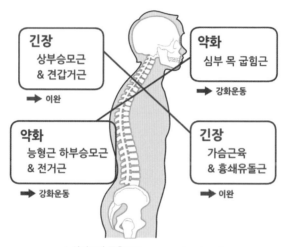

▲ 상지교차 증후군(Upper crossed syndrome)

상체의 옆모습을 대각선으로 나누어 구분하였을 때, 서로가 반대 작용인 긴장Tight과 약화Weak 현상으로 교차되는 것을 '보상작용 현상'이라 한다. 보상작용은 약하고 좋지 않은 위치의 근육을 대신하여 대각선에 있는 다른 근육이 힘을 쓰게 되는 것을 말한다. 균등하지 않게 쓰인 힘은 근육의 불균형 현상으로 나타나게 되고, 관절까지 끌어당겨 자세의 구조적인 변화까지 가져올 수도 있다.

먼저, 목근육의 전방 움직임으로 앞쪽 목 안정근(심부 경추굴곡근, 사각근)들의 비활성 약화로 인하여, 견갑골의 안정성과 움직임을 담당하는 근육(능형근, 전거근)들의 약화 현상과 동시에 굽은등의 구조적 형태를 보이게 된다.

앞쪽 가슴근육, 흉곽, 늑골상부의 단축으로 인하여, 목과 어깨(견갑대)를 연결하는 근육(후두하근, 상부승모근, 견갑거근)들의 과긴장 상태 현상이 나타나게 되어, 목뒤에 살이 찐듯해 보이거나 혹이 생긴 것 같아 보이는 버섯 증후군 현상을 보이게 된다.

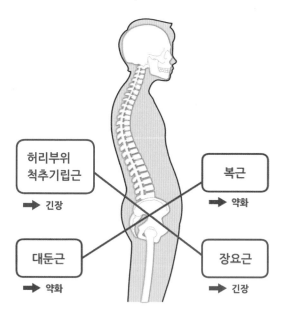

▲ 하지교차 증후군(Lower crossed syndrome)

하지의 옆모습(골반 중심)을 대각선으로 나누어 구분하였을 때, 몸통의 굽힘을 담당하는 복근과 우리 몸의 뒤쪽에 위치한 엉덩이 신전 근육의 약화로 인하여 골반의 전방경사Anterior tilting 현상이 구조적으로 발생하여, 고관절의 굴곡 근육들과 몸통의 신전 근육들의 과긴장 상태를 초래하게 된다.

이로 인하여 골반 구조의 안정성 결여로 몸통으로부터 에너지를 생성하여 사지로 전달하는 시스템에 문제가 발생하게 된다. 그러므로 전신을 하나로 움직이는 우리 몸의 각 근육들의 협응능력이 저하되게 되어, 팔과 다리로 전달해야 하는 에너지가 원활하게 이루어지지 않게 될 것이다.

4

신체유형의 Type과
그로 인한 Stress

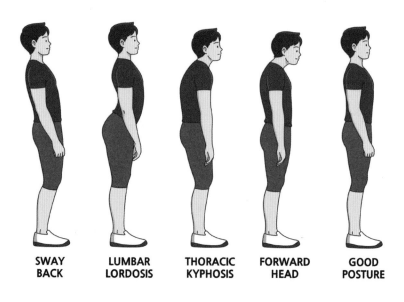

SWAY   **LUMBAR**   **THORACIC**   **FORWARD**   **GOOD**
BACK   **LORDOSIS**   **KYPHOSIS**   **HEAD**   **POSTURE**

각 개인별로 직업이나 생활유형에 따른 신체 변화가 나이가 들어가며 점차 심각해지고 있다. 이것을 현대문명사회의 발전으로 인한 좌식업무 및 생활유형의 편리함과 움직임의 저하 탓으로만 돌리며 원망하기에는 문제가 있다고 본다.

근육 감소 및 관절의 퇴행성 현상으로 인한 신체 불균형 상태와 인체 구조적 관절의 비정상적 변화가 연령대를 불문하고 걷잡을 수 없는 상황으로 초래되고, 그로 인해 우리의 몸은 부정적 측면으로 변화되어가고 있다. 결국, 인간의 발전하려하는 욕구와 편리함이 우리의 몸을 망치고 있다고 생각한다.

4-1 흉추 후만/굽은등 자세(Kyphosis)

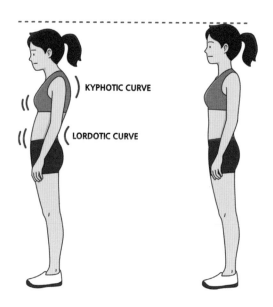

중심선 상에서 목이 앞으로 밀려나, 흉추(등)가 둥글게 굽으면서 앞쪽 가슴 근육은 짧아지고(단축 현상), 골반이 앞으로 기울여 지는 현상이 발생되며anterior tilting, 굽어져 있는 등과 골반이 새로운 자세를 만들어내 중심을 유지하려 한다.

척추(흉추) 후만으로 인한 견갑골의 안정성 결여가 어깨 움직임의 제한을 동반시키고, 전방으로 밀려 있는 목은 주변 근육의 스트레스를 유발하여 결국 불균형으로 인한 보상작용을 발생시키게 된다.

골반은 불안정하게 놓여 있기에(중립을 벗어난 전방경사) 몸통의 안정성 또한 결여되어, 허리와 골반의 불안정성으로 다양한 병변 위험에 노출되게 된다.

4-2 척추 전만 현상(Lordosis)

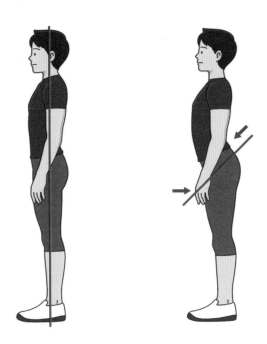

중심선 상을 벗어나 골반이 앞으로 기울여 지는 현상이 발생되면 (골반의 전방경사), 요추부의 과신전 상태가 허리의 표면과 심부기립근에 과부하를 주어 허리통증Back pain을 유발시킬 수 있는 확률이 현저히 높아지게 된다. 또한 고관절 앞쪽에 위치한 고관절 굴곡근에 긴장을 유발시켜, 요추 부위 및 골반의 불안정성을 만들어 2차적인 근골격계 질환에 노출된다.

무릎 또한 약간의 과신전(뻗정다리) 상태를 보이게 되므로, 무릎의 뒤쪽에서 안전성을 담당하는 슬와근back knee 근육 및 기타 조직들이 늘어나게 되어 무릎의 안정성이 떨어지게 될 것이다. 그로 인해 무릎과 관련된 통증 및 병변을 유발시킬 수 있게 된다.

4-3 척추 굽은등 & 척추 전만증(Swayback)

중심선 상에서 머리가 앞으로 밀려 나오게 되고, 구조적으로 목 (경추)의 과신전 상태가 지속되어 목 관절에 후천적 변형이 진행되며 목 관절 및 주변 조직들에 불편감과 통증을 느끼게 된다.

등(흉추)은 광범위하게 후만(굽은등) 현상을 보이게 되고, 요추(허리) 하부의 굴곡으로 편평등(일자 허리) 자세가 된다, 골반은 뒤로 기울어져(후방 경사) 돌아가게 되고 고관절은 힘없이 배를 내밀고 있는 사람처럼 신전되어 뒷다리hamstring 근육이 짧아지고, 엉덩이 근육의 비활성화(엉덩이 기억상실증) 현상이 일어나게 된다. 마치 림보를 하는 사람

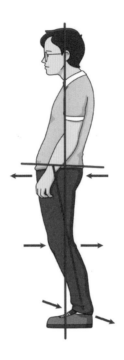

의 형태로 배를 내밀고 허리를 뒤로 젖히는 모습처럼 보이게 된다.

 이와 같은 자세는 무게중심선 상에서 앞으로 벗어나게 되어, 무릎관절(슬관절)은 과신전 상태back knee가 되고, 그로 인한 고관절 복합체의 불안정성과 무릎 앞쪽의 통증이 발생될 수 있는 확률이 높아지게 된다. 이러한 복합적인 현상들이 목과 허리, 고관절, 무릎의 통증과 병변의 문제를 만들기도 한다.

4-4 거북목 증후군(Forward Head)

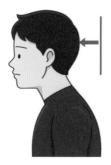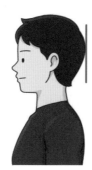

상부 목(경추)은 과전만(과하게 앞으로 밀린)되고, 하부 목과 상부 흉추(등)는 둥글게 굴곡되어 일자목 형태로 변형되게 된다. 상부 흉추는 과후만(과하게 굽어지다) 상태로 고정되고, 이를 대신한 다른 근육 및 조직들의 보상작용으로 인해 비정상적인 인체 구조가 형성 되면서 주변 근육 및 구조물에 영향을 끼치게 되어 다양한 목, 어깨 통증 및 병변이 발생되게 된다.

" 내 몸이 (운동) 기구이고 !

내 몸이 (운동) 장비이다 ! "

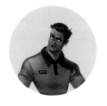

Improve your body Control skills

골반 컨트롤
- 자연스러운 중립(Neutral/Natural)

현대 문명사회의 변화는 우리에게 발빠른 정보력과 편리한 산업 형태의 사회를 만들어 주어 육체의 움직임 및 노동력을 줄여 주었고. 그로 인해 시간 절약과 움직임의 편안함을 누릴 수 있게 되었다. 그러나 꼭 긍정적인 부분만 있는 것은 아니다. 이러한 사회를 살아가고 있는 우리들은 서 있는 시간과 걷거나, 사지를 움직이는 능동적 시간들이 현저히 줄어들기 시작하였고, 앉아있는 시간들은 그와 반대로 늘어나기 시작하였다.

직접 움직여야 했던 업무적 일들은 자동화 시스템으로 자동 처리되었고, 걸어가야 되는 업무나 생활들도 각자 개인의 자동차로 이동하여 최소한의 움직임으로 업무와 생활을 할 수 있는 사회가 되어버린 것이다. 이러한 움직임의 저하와 좌식생활의 익숙함들이 움직임과 자세에 변화를 주기 시작하였으며, 그 중 하나, 골반의 부정렬 상태와 뻣뻣함을 우리 인체에서 받아들이게 되며 골반과 연결되어 있는 다른 구조적 관절 및 조직들에 스트레스와 통증을 안겨주기 시작했다.

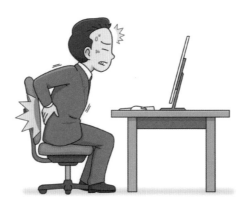

　골반은 남자, 여자 성별에 따라서 신체 옆모습(시상면)에서의 전방 기울기가 다르다. 개인마다 조금씩 차이는 있지만, 정상적인 골반의 기울기는 일반적으로 전상장골극ASIS과 후상장골극PSIS을 직선의 선으로 그었을 때 수평선이 5~12도 정도 각도의 기울기를 이론적인 정상범위라고 말한다.

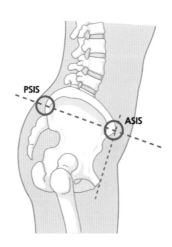

골반도 이렇게 앞과 뒤로 정상범위를 벗어나게 되어 기울어지게 된다면 평범한 일상 생활에서 혹은 특정 움직임 동작에서, 신체의 몸통의 안정성을 담당하는 코어Core근육을 동원시키기 어려워지게 된다. 다시 말해, 불안정하게 기울여져 있는 골반으로는 제대로 된 상, 하체 연결 상태를 기대하기 어렵다는 말이고 연결한다 하더라도 안전하게 고정할 수 없다.

이러한 골반의 불안정성 기울기는 운동과 일상 생활에 있어 부상을 불러일으킬 수 있는 첫 번째 원인이 될 수도 있을 것이다.

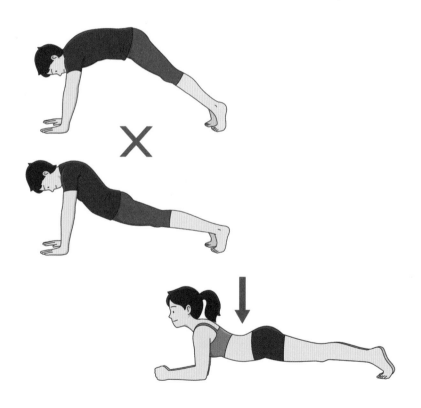

5-1 골반 움직임

골반의 기울기는 옆모습으로(시상면) 보았을 때 골반의 전방경사 anterior tilt, 후방경사posterior tilt, 이상적인 정렬상태를 보이는 중립자세 Neutral Posture가 있다.

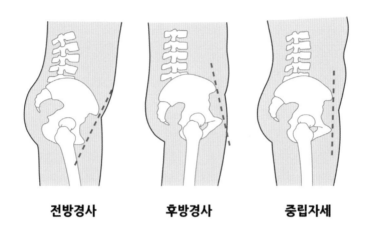

전방경사　　　　**후방경사**　　　　**중립자세**

골반의 안정되지 않은 기울기의 변화는 상체와 하체의 통합적 정렬자세에 큰 영향을 미치게 될 것이고, 이러한 골반의 구조적 변화는 신체 통합적 움직임에 있어 몸통에서부터 시작되는 움직임의 최초 동원순서인 코어근육의 개입에 문제가 발생되므로, 제대로 된 혹은 안정된 움직임을 기대하기 어려울 것이다. 즉, 신체의 협응적 움직임이 무너질 수 있는 첫 번째 원인이 될 수도 있다는 말이다.

일상생활 또는 운동 중, 중력에 의한 척추에 가해지는 하중을 최소화할 수 있도록 척추뼈들의 배열이 이상적이고 안정된 자세를 말한다. 골반의 중립자세를 유지함으로 몸통의 안정성을 높이고 운동 시 부상 위험을 낮추어 운동의 효과와 효율성을 더욱 높일 수 있게 한다.

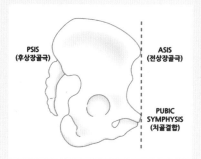

전상장골극(ASIS) 과 치골결합(PUBIC SYMPHYSIS)을 가상의 수직선 상에 두고, 중립, 전방, 후방 (경사) 기준을 정하게 된다.

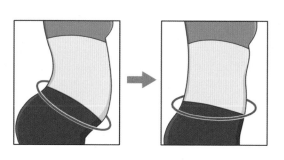

▲ 골반의 전방경사와 중립자세의 비교

5-2 누운 상태에서의 골반 움직임(Supine Pelvic Posture)

● 골반 중립(Neutral / Natural Spine)

치골Pubic ,bone과 전상장골극ASIS이 수직으로 동일면에 있다. 골반 중립이 잘 이루어 져야 척주의 올바른 자세를 유지할 수 있다.

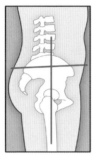 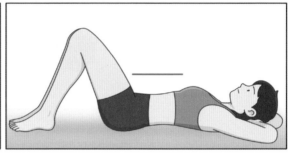

● 골반 전방경사(Anterior tilt pelvic)

골반이 전방으로 기울어진 자세, 허리가 매트에서 지나치게 떨어 져 있어서 요추의 커브가 증가된 상태를 말한다.

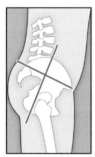 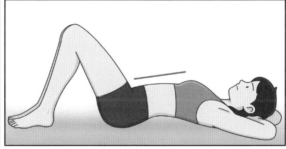

● 골반 후방경사(Posterior tilte pelvic)

골반이 후방으로 기울어진 자세, 허리가 매트와 평평한 경우 요추의 커브가 감소된 상태라고 말할 수 있다.

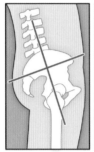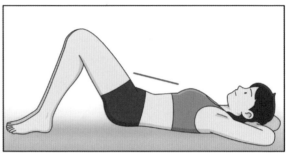

5-3 골반 중립 자세 인지하기

● 누워서(Supine Pelvic Neutral Posture)

배꼽의 아래쪽에 물컵이 놓여있다고 생각하고 복부 근육을 척추쪽으로 내려 배 부위를 평평하게 하여 물컵의 물이 쏟아지지 않도록 한다. 복부가 척추 쪽으로 내려갈 때 골반이 앞쪽 또는 뒤쪽으로 기울어 지지 않게 하며, 이 상태를 중립Neutral Spine이라 한다.

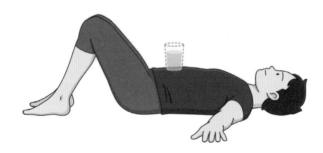

● **서서(Standing Pelvic Neutral Posture)**

치골Pubic bone과 전상장골극ASIS이 동일선상에 있어야 한다.

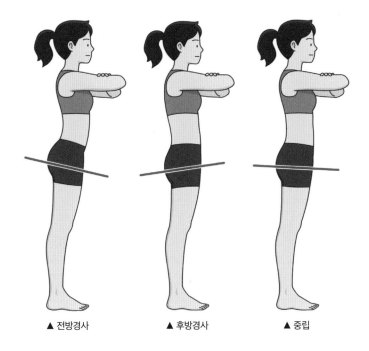

▲ 전방경사   ▲ 후방경사   ▲ 중립

6 골반 중립자세 익히기
(Exercise Solution)

6-1 천장보고 누워 골반 전/후방 기울이기

(Supine Posture Pelvic Tilting)

ㄴ 골반의 자각적 움직임 능력 향상을 위한 운동 (1)

HOW TO

❶ 천장을 보고 바닥에 누워 무릎을 60도 구부린 상태로 발은 평평하게 놓는다.

❷ 가슴위에 손을 올리고 허리와 매트 사이에 공간을 남겨, 등이 자연스러운 곡선을 유지하도록 준비한다.

❸ 숨을 내쉬면서 허리와 골반을 뒤로 기울여(배꼽을 척추 쪽으로 당겨) 수축시킨다.

❹ 숨을 들여 마시며 허리와 골반을 앞으로 기울여 복부 근육을 천천히 이완시킨다. 이때 허리근육(척추 기립근)을 부드럽게 수축하여 허리의 아치를 증가시킨다.

❺ 동작을 반복하여 10회 실시한다.

NOTICE

• 허리와 골반의 독립적인 움직임만을 위한 동작이다.

• 목과 어깨에 최대한 힘을 빼고 실시한다.

• 동작을 수행하는 동안 숨을 참지 않도록 한다.

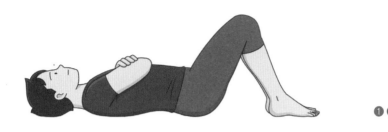

❶❷

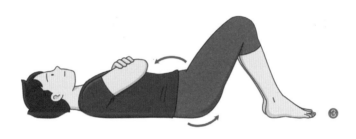

❸

동작을 반복하여
10회 실시

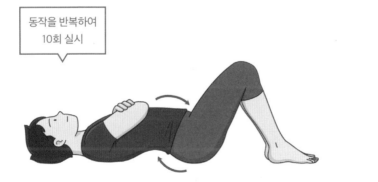

❹

6-2 네발기기 자세(고양이 등 & 낙타 등)

(Quadruped posture(cat & carmel)

└ 골반의 자각적 움직임 능력 향상을 위한 운동 (2)

HOW TO

❶ 바닥에 손과 무릎을 어깨너비로 벌리고 네발기기 자세(골반중립 자세)로 준비한다.

❷ 호흡을 내쉬며(날숨) 꼬리뼈를 아래로(골반의 후방경사) 말아 넣어 복부근 육을 사용하여 척추를 천장 방향으로 둥글게 만들어 준다. - 낙타 등

❸ 호흡을 들이마시며(들숨) 허리근육을 사용하여 꼬리뼈를 천장 방향(골반 의 전방경사)으로 기울여 허리의 아치 모양을 만들어 준다. - 고양이 등

❹ 동작을 반복하여 10회 실시한다.

NOTICE

• 목과 어깨가 멀어지게 하여 상부어깨 쪽 긴장도를 낮춘다.

• 척추와 골반의 분절된 움직임을 느껴본다.

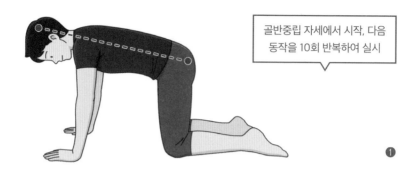

골반중립 자세에서 시작, 다음
동작을 10회 반복하여 실시 ❶

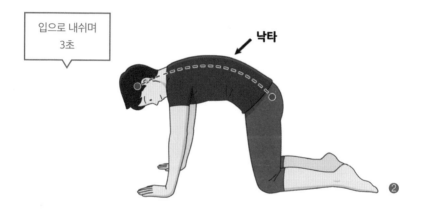

입으로 내쉬며
3초

낙타 ❷

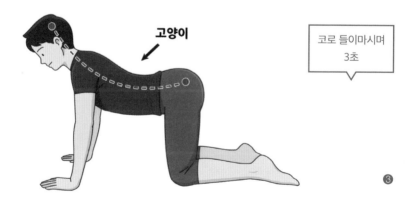

고양이

코로 들이마시며
3초 ❸

6-3 골반 중립유지하며, 후방으로 움직이기(Backward rocking)

└, 허리와 골반의 안정성을 높여 주는 운동

HOW TO

❶ 네발기기 자세로 양쪽 손과 무릎으로 몸통을 지지하며 준비한다.

❷ 골반의 중립을 유지하고, 코어 근육을 사용하여 몸통을 고정시킨다.

❸ 정강이를 고정하고 고관절을 접어주며 엉덩이를 뒤로 밀어 보낸다(호흡 : 날숨 3초).

❹ 다시 시작 자세로 돌아온 후 허리와 골반에 안정성을 유지하며 10회 실시한다.

NOTICE

· 고관절의 유연성이 부족하거나 고관절보다 허리에서의 불안정한 움직임이 발생하는 경우 도움이 될 수 있는 동작이다.

· 요추의 구부러짐(굴곡)을 허용하지 않으며, 후방으로 움직임이 이루어 질 때, 척추와 골반의 중립 그리고 복부에 힘에 집중한다. 즉, 요추를 안정시키며 고관절(엉덩이)의 움직임에 집중하며 실시한다.

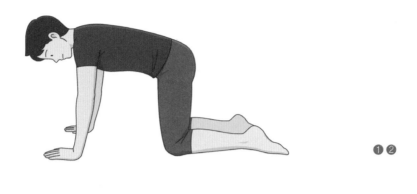

입으로 내쉬며
3초

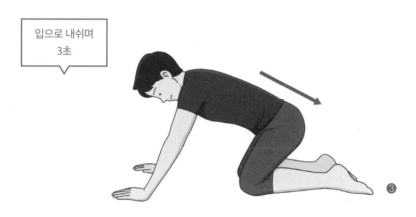

🔍 참고 ▶ **Backward rocking 잘못된 자세**

척추 중립을 유지하지 못하고
골반이 후방으로 둥글게 말리
는 자세는 잘못된 자세이다.

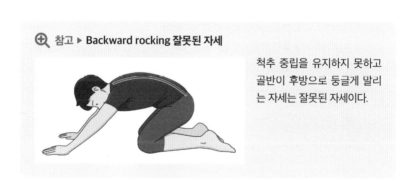

6-4 짐볼에서 골반 조절하기

(Gymball Pelvic tilting & Neutral posture Bounce)

ㄴ, 골반 전/후방 기울기(움직임)의 인지능력 향상
불안정 지지면에서의 골반 컨트롤 능력 향상

HOW TO

(1) Gymball Pelvic tilting : 15회 실시

❶ 다리를 11자 골반넓이로 벌려 앉아 허리를 바로 세워 양손을 무릎 위에 올려놓고 준비한다.

❷ 무릎이 발등과 일치하도록 짐볼에 앉는다.

❸ 골반을 전방으로 기울일 때(코로 들숨) 2초,
골반을 후방으로 굴릴 때(입으로 날숨) 4초

(2) Gymball(골반중립에 놓고) Bounce : 20회 실시

❶ 골반의 중립을 유지하고 코어 근육을 사용하여 몸통을 고정시켜 준비한다.

❷ 짐볼의 탄력성을 이용하여 고관절과 허벅지 관절(대퇴관절)의 움직임만으로 위/아래 화살표 방향으로 바운스하며 움직인다.

NOTICE

· 골반과 척추의 독립적 분절 움직임을 느끼며 실시한다.
· 골반의 전방 기울기와 후방 기울기의 움직임을 통제하여 중립자세를 유지하도록 한다.
· 무게중심선 상에서 움직일 수 있도록 무릎은 발등을 넘어가지 않도록 짐볼에 앉는다.

(1) Gymball Pelvic tilting

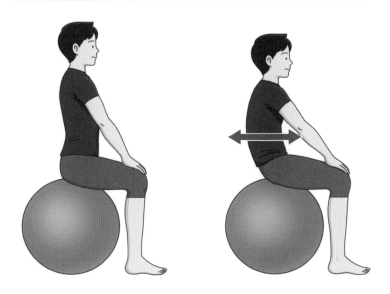

(2) Gymball(골반중립에 놓고) Bounce

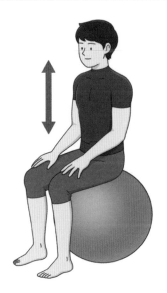

코어(The Core)

앞에서 이야기한 움직임의 협응력과 신체의 올바른 자세, 골반의 기울기(경사), 골반의 안정적 중립자세 등. 우리는 이러한 신체의 정렬Alignment을 잘 연결하여 하나의 유기체적인 움직임을 만들어 나가야 한다. 그래야만 본래 신체가 기억하고 있는 올바른 움직임을 만들어, 부상 없이 원하는 부위의 근육Target muscle에 집중하여 최적의 수행능력(움직임)을 발휘할 수 있게 된다.

자! 모든 것이 다 준비 되었다면 올바르게 정렬되어 있는 우리의 신체를 하나로 연결하여 움직이는 일만이 남았다. 어떻게, 무엇으로 연결할 것인가?

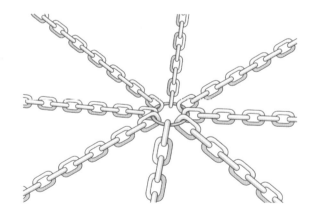

여러 언론 매체와 피트니스 센터나 병원, 운동 좀 했다는 동네 근육질 아저씨에게도 들어본 운동, 너무나도 많은 사람들에게 언급되어 아이들부터 동네 경로당 어르신들까지 모르는 사람이 없을 정도로 유명한 운동. 만병통치약처럼 이것만 강하면 허리가 아프지 않다는 운동. 모든 움직임과 운동에서 가장 먼저 움직여지고 움직여져야만 하는 바로 그 운동 "코어!!"

필자도 운동을 처음 접하는 고객들의 운동 프로그램 구성에서 가장 첫 번째로 생각하고 매우 중요하게 여기는 운동 중 하나가 바로 '코어 운동'이다. 사전적 의미의 코어는 '속, 중심부, 핵심, 가장 중요한' 등과 같다. 해석된 뜻만 들어도 우리 인체에서 굉장히 중요한 역할을 하는 없어서는 안될 인체의 기능적 구조 중 하나라는 생각이 든다.

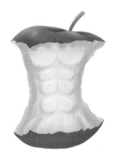

현재까지 운동전문가로 생활하면서 고객에게 '코어'의 의미를 여러 가지로 표현하며, 코어의 중요성에 대해 인지시키려 했다. 코어와 관련된 여러 가지 표현 중 생각나는 표현은 다음과 같다.

- 상체와 하체의 중요한 연결고리
- 척추와 골반의 안정성을 담당하는 인체의 "코르셋"
- 복압상승을 통한 척추의 지지대 역할
- 우리 인체의 구조적 복대
- 움직임의 효율성을 최적화 하는 힘의 생성 근원지
- 모든 신체움직임에 기초가 되는 숨겨진 보물
- Power House
- Power Zone

움직임에 있어 코어는 매우 중요한 역할을 한다.

코어는 팔과 다리가 움직이기 전 최초 '0순위'로 동원되어 지속적으로 골반과 척추의 연결고리 역할을 하여, 인체의 몸통에 안정성과 효율성 있는 수행능력을 발휘할 수 있도록 움직임의 처음과 마지막을 담당하는 눈에 드러나지 않는 숨겨진 근육을 말한다.

8

Core의 "겉" 과 "속"

코어에 대해 조금 더 자세히 알아보도록 하자!

척추를 중심으로 가장 가까운 곳에 자리 잡고 있는 근육이며 내부 깊숙이 위치한 심부안정화 근육과, 근육의 겉층에서 전체의 움직임에 안정성 확보를 담당하며 지지해 주는 전신 가동근으로 구분되어 있다.

8-1 심부안정화(Local Stabilizer) 근육

먼저 체간 안정화에 우선적으로 기여하는 근육들로 다열근, 횡격막, 복횡근, 골반저근 등 4가지 심부안정화Local stabilizer 근육들에 대해 알아보자.

❶ 다열근(Multifidus)

눈에 보이지 않는 곳에서 척추체의 가장 인근 이웃으로 자리 잡고 있으며, 척추를 바짝 조여 안정된 상태로 서 있을 수 있도록 지탱해 주고 있는 근육이다.

❷ 횡격막(Diaphragm)

주사기의 실린더가 약물을 밀고 들어가듯 복부에 충분한 공기 압력을 만들어 주어 원활한 호흡과 복강내압을 형성하는데 가장 큰 역할을 한다.

❸ 복횡근(Transversus abdominis)

튼튼하고 견고한 인체의 코르셋같은 역할로, 360도 우리의 몸을 감싸 잡아주고 있다.

❹ 골반저근(Pelvic floor)

적절한 압력으로 골반 하단부에 위치해 든든하게 이들을 받쳐 주는 근육이다.

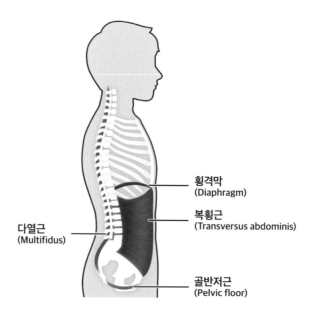

이러한 기능을 하는 코어근육들을 Local muscle(코어의 속 근육)이라 하며, 전신 가동근보다 먼저 선동원 되어 우선적으로 관절과 근육(심부근육)을 고정시켜 자세와 힘을 유지 및 생성시켜 주고, 몸통을 고정시켜 몸통 중심부의 에너지를 효율적으로 사지로 전달하며 움직임이나 특정 운동 시 몸통을 안정화 시켜주는 역할을 한다.

8-2 전신 가동근(Global Muscle)

두 번째로 전신 가동근Global muscle에 대해 알아보자.

주로 큰 움직임을 만들어내는 전신 가동근은 '겉 근육'이라 하며, 관절을 움직이는 데 있어 우선적으로 가장 큰 역할을 하는 근육이다. 인체 근육에 겉 층에 위치하여 크기가 크고 큰 움직임에 관여하는 근육이다. 이 근육은 심부안정화 근육과 함께 협력하여 움직여야 효율성과 안정성을 지닌 움직임을 만들어 낼 수 있다. 협력되지 않는 개별적 근육 동원만으로는 통합적 움직임을 이야기 할 수 없다.

8-3 "겉" + "속" = LPHC

" stability & mobilization "

일반적으로 코어Core라 하면 복부와 허리로 생각할 수 있다. 그러

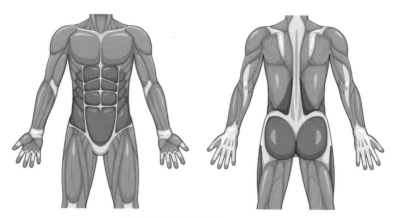

▲ 허리-골반-엉덩이 복합체(구조적/기능적)
LPHC(Lumbo-Pelvic-Hip complex)

나 코어 근육은 허리와 골반 둔부의 복합체로 총 29개의 근육들로
이루어져 있다.

여기서 주요한 근육들은 크게 허리(척추기립근, 요방형근, 횡극근, 다열
근), 골반(복직근, 내외복사근, 복횡근), 엉덩이(둔근, 허리근) 등 세 부분으로
나뉜다.

이러한 29개의 척추근육을 요추골반고관절 복합체 LPHC<sub>Lumbo-
Pelvic-Hip Complex</sub>라고 한다. 이 근육들이 하는 일은 다음과 같다.

❶ 척추를 안전하게 보호한다

코어를 통해 신체 내외부의 자극과 충격이 척추체로 전달되는 것
을 감소시켜 주는 완충작용을 한다.

❷ 운동 수행능력을 향상 시킨다

모든 움직임에 있어 코어의 동원순서는 '0순위'이다. 이러한 선동원이 지원되지 않는다면 움직임의 효율성과 안정성을 우리 인체는 보장받을 수 없게 된다.

❸ 우리 몸의 리더 역할을 하게 된다.

코어 근육이 몸의 중심을 잡아주는 맏형 역할을 하게 된다. 머리부터 팔, 다리와 같이 신체에서 일어나는 일들에 대해 항상 먼저 앞장서 원활하게 움직일 수 있도록 도와준다.

1. 복횡근(Transversus abdominis)
2. 내복사근(Internal oblique)
3. 다열근(Multifidi)
4. 골반저근(Pelvic floor)
5. 횡격막(Diaphram)
6. 회전근(Rotatores)
7. 극간근(Interspinalis)
   횡돌기간근(Intertransversarus)
8. 척추기립근(Erector spinae)
9. 장요근(Iliopsoas)
10. 대내전근(Adductor Magnus)
11. 장내전근(Adductor longus)
12. 단내전근(Adductor brevis)
13. 치골근(Pectineus)
14. 박근(Gracilis)
15. 봉공근(Sartorius)
16. 대둔근(Gluteus maximus)
17. 중둔근(Gluteus medius)
18. 소둔근(Gluteus minimus)
19. 대퇴근막장근(Tensor fasciae latae)
20. 복직근(Rectus abdominis)
21. 외복사근(External abdominis)
22. 요방형근(Qudratus Lumbarum)
23. 반막양근(Semitendinosus)
24. 반건양근(Semimembranosus)
25. 대퇴이두근(Biceps femoris)
26. 하후거근(Serratos posterior inferior)
27. 이상근(Pirifomis) & 고관절 외회전근
28. 대퇴직근(Rectus fomoris)
29. 광배근(Latissimus dorsi)

29개의 복합체 코어 근육들은 인체의 기능적 부분의 원활한 움직임 수행 능력을 컨트롤해 주는 지원군 역할을 하고, 구조적으로는 신체와 척추의 안정화를 유지시켜 준다. 이렇게 정적 자세 정렬과 동적 자세 평형의 기반이 되는 29개의 복합체 근육들이 관절 및 연부 조직들에 발생하는 전단력, 압력과 같은 외부 스트레스를 미연에 방지해 주고. 활동하는 동안에는 척추와 몸통 근육을 지지하며 우리 몸의 자세와 몸의 균형, 힘의 협응적 움직임을 개선시키고 손상으로부터 우리 몸을 보호하는 역할을 하게 된다.

Core exercise 전략
(Hollowing vs Bracing)

운동을 진행하고 지도함에 있어 코어를 컨트롤 하는 방법들은 여러 학자들의 연구를 통하여 우리 일상에 알려져 있다. 일반적으로 우리가 알고있는 방법들은 2가지이며, 각기 다른 이론을 제시하며 방법론에 따른 주장과 반박을 하고 있다.

이러한 이론을 접하게 되면서 많은 운동 전문가들의 경우 어떻게 적용하고 있는지에 대한 궁금증으로 서로간의 학회Conference적 지식과 교육, 그리고 임상경험을 통하여 2가지 코어의 단계별 적용에 대해 실전으로 정립할 수 있게 되었다. 여기에서는 2가지 Core 동원 연구에 대하여 우리에게 잘 알려져 있는 두 학자와 그들의 주장, 그리고 반박에 대해 이야기해 보려 한다.

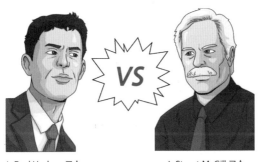

▲ Paul Hodges 교수   ▲ Stuart McGill 교수

먼저, 호주 퀸즈랜드 대학교수 겸 물리치료사인 Paul Hodges는 속근 중에서 복횡근/다열근 상호 보완작용의 선택적 수축 이론 "Inner core" (복횡근Tra/다열근MF 동시 수축)을 주장하였다. 이 방법은 안정성과 복강 내압IAP을 증가시키는 역할을 하고 운동조절에서 선행적인 자세조절에 중요하게 생각되는 복횡근이란 근육을 발견하게 되었다. 복횡근의 수축은 배꼽을 척추 방향으로 끌어당기는 방법 Draw-In Maneuver으로 다른 근육과 다르게 선택적인 수축을 하는 방법을 고안해 냈는데 이것이 "Abdominal Hollowing"이다.

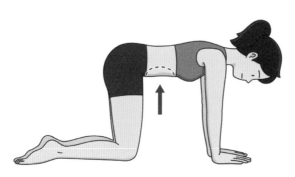

▲ Quadruped Posture(네발기기 자세)

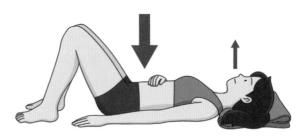

▲ Supine Posture(천장보고 누워 자세)

반면, 캐나다 워털루 대학 척추역학 박사 Stuart McGill 교수는 복횡근Tra과 다열근MF만의 선택적 수축만으로는 불가능하며, 단일 평면상의 복강내압은 동적인 상태에서의 안정성을 유지하기 어렵고, 체간 안정화를 위해서 단지 두 가지 근육에 초점을 맞춘다는 거 자체가 지나치게 극단적인 접근 방법이라

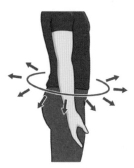

며 반박하고 있다. 특히 동적인 안정성이 단일 평면상에서 필요할 때와 반대로 복합적인 삼차원적인 형태에 있을 때에 접근하기에는 무리가 있다고 반박하고 있다. 그래서 그가 제시한 것이 "Abdominal Bracing"(체간 동시수축 이론)이다.

▲ 체간 동시수축 이론

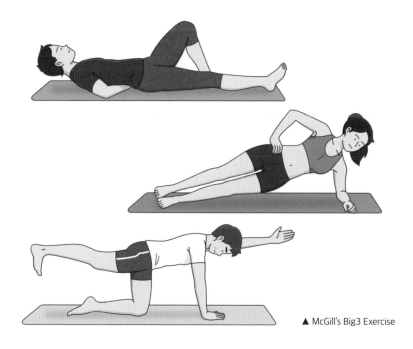

▲ McGill's Big3 Exercise

Abdominal Hollowing vs Abdominal Bracing	
Hollowing	Bracing
• 선택적 개별수축 • 국소 근육 운동(local muscle) • 정적인 동작 • 급성환자, 운동초기	• 체간 동시수축 • 대근 근육 사용(Global muscle) • 역동적 움직임(작업수행 중) • 운동 숙련자

쪼=스에 꼭 필요한 코어 동원!

"올바른 호흡" + "상황에 따른 코어동원 방법 선택"

= 강한 몸통과 안정성을 기반으로 한

좋은 움직임 동작이(Good Movement Action) 될 것이다!!

먼저, 호흡은 복식호흡을 선택한다.

코어 안쪽의 부피를 충분히 확보하기 위하여 횡격막(가슴과 배를 가로로 나누는 막처럼 생긴 근육)을 수축하게 되면 마치 낙하산을 탄 특전 사 한명이 목표지점을 향해 낙하를 하며 땅에 착지하듯 하강을 하 게 된다. 이런 비유적 형태와 같이 하강을 한 횡격막은 복강 내부에 부피를 확장시켜 압력을 발생하게 만드는 초기 단계의 역할을 마치 게 된다.

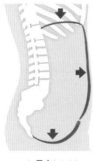
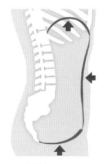

▲ 들숨(Inhale)   ▲ 날숨(Exhale)

이때, 배보다 가슴에서 먼저 움직임이 일어난다면 잘못된 호흡으로 인하여 복강내 압력을 줄 수 없으므로 움직임의 순서를 바꿔줄 수 있도록 반복 연습하여야 한다. 이러한 연습을 통하여 복강내압의 기능이 원활하게 작용해 준다면, 요추골반고관절 복합체LPHC의 안정화가 이루어져 앞에서의 복강내압 상승, 뒤(척추)에서 심부기립근의 기능이 제대로 된 역할을 하여 척추 안정화 상태에서의 정확하고 올바른 움직임이 만들어지는데 중요한 역할을 하게 될 것이다.

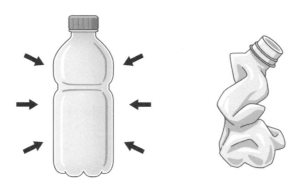

복강의 압력이 가해진(공기를 주입한) PET 병과 공기의 압력이 가해지지 않은 PET 병을 비교해 보자.

복강 내부의 압력은 횡격막의 활성화(횡격막의 수축으로 인한 하강)로 인한 움직임에 의해 생성되고, 강력하고 미세하게 조정된 복벽과 골반기저에 의해 제어되며 복강내부의 압력을 상승시켜 통합적인 심층 코어 근육의 동원을 불러 일으켜 앞의 그림과 같이 증가된 복강내압은 척추와 골반을 지지하게 되며 우리의 몸을 강한 외부 압력에 의해 찌그러지지 않게 유지시켜주는 역할을 하게 된다.

내부의 압력 증가는 몸통의 외벽이 잘 잡아주고 안으로 밀어주는 힘이 더해져 독립적으로 버텨주고 있는 가늘고 긴 허리뼈(척추)를 지켜줄 수 있게 된다.

10-1 골반 정렬과 코어 동원

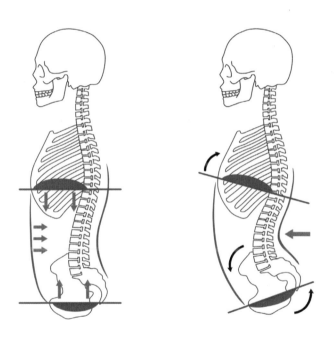

골반의 정렬과 호흡은 매우 중요한 부분이다. 골반이 전방으로 기울어지게 되면 호흡 시 늑골과 복부의 경계선에서 피스톤Piston 작용을 하게 되는 횡격막이 위의 그림과 같이 중심선을 벗어나 기울어지게 된다

이러한 골반의 전방 기울기는 호흡 시 척추의 구조적 만곡을 만들어 주는 대신 척추에 가해지는 압박이 발생하게 된다. 그로 인하여 척추는 스트레스를 받게 될 것이며, 또한 척추를 잡아주게 되는 코어 자세를 잡을 수 없게 된다.

10-2 복식호흡의 필요성

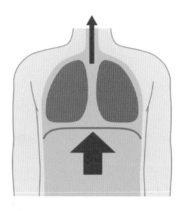

배를 내밀면서 하는 호흡이 아니라 횡격막이 수축하는 것에 의해서 움직이는 횡격막 운동이 주된 호흡의 형태를 말한다. 폐의 움직임을 최대화하는 복식호흡을 계속하면 폐활량이 늘어 심폐기능의 향상에 도움이 된다.

또한 부교감신경이 활성화되면서 심리적인 안정과 편안함을 느낄 수 있도록 도와준다. 평상 시 사용하고 있는 흉식호흡에 비해 폐활량이 20% 가량 늘어난다는 연구 결과가 있다.

충분한 산소 공급으로 인하여 근육이완(muscle relax & stability) 및 안정적인 심장 박동은 심혈관 질환을 개선하는 데도 도움을 주게 되며, 이외에도 소화를 촉진하고 다이어트 효과도 볼 수 있다.

> 체내에 산소가 부족하면 아무리 영양을 섭취를 잘해도 연소가 안 되고, 그로 인해 에너지로 전환이 원활하지 못하다. 오히려 연소가 안 된 물질들이 축적되어 몸에 이상이 생기기도 한다. 그래서 깊은 심호흡을 하는 게 좋다고 하는데, 복식호흡은 체내에 산소를 충분히 확보해 주는 가장 좋은 방법이 된다.

복식호흡을 하면서 횡격막이 크게 움직이면 자율신경과 소화기관이 자극을 받아 신진대사가 활성화 되며, 노폐물 배설과 지방 연소를 촉진하는 데 도움을 주게 된다. 또한 말초혈관을 확장시켜 말초혈관의 저항이 감소되면 결과적으로 혈류속도(압력)가 느려져 혈압이 낮아지게 된다.

10-3 천장보고 누워 횡격막 호흡운동
(Supine Diaphragmatic Breathing Exercises)

HOW TO

❶ 코로(들숨) 들이마시고, 입으로(날숨) 뱉는다.

❷ "4초 들숨"(부풀리기)

❸ "6초 날숨"(쪼그리기)

❹ 가슴에 위치한 손은 움직이지 않도록 의식하고, 배에 있는 손은 풍선이

점점 골반 하부 쪽을 향해 커진다고 생각하며 숨을 들여 마신다. 이때, 억지로 배를 내밀어 부풀리지 않도록 주의한다.

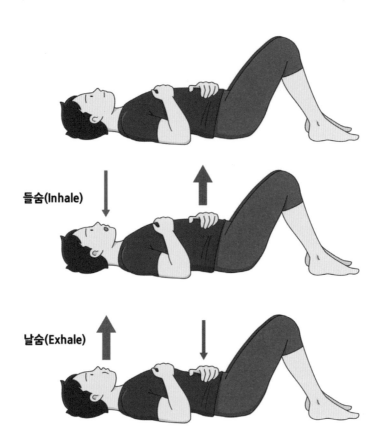

들숨(Inhale)

날숨(Exhale)

10-4 단계별 코어 컨트롤

이제, 코어 컨트롤의 2가지 방법을 연습해 보도록 하자.

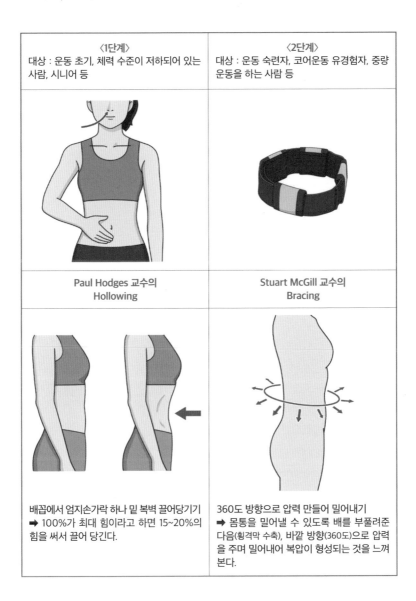

〈1단계〉	〈2단계〉
대상 : 운동 초기, 체력 수준이 저하되어 있는 사람, 시니어 등	대상 : 운동 숙련자, 코어운동 유경험자, 중량 운동을 하는 사람 등
Paul Hodges 교수의 Hollowing	Stuart McGill 교수의 Bracing
배꼽에서 엄지손가락 하나 밑 복벽 끌어당기기 ➡ 100%가 최대 힘이라고 하면 15~20%의 힘을 써서 끌어 당긴다.	360도 방향으로 압력 만들어 밀어내기 ➡ 몸통을 밀어낼 수 있도록 배를 부풀려준 다음(횡격막 수축), 바깥 방향(360도)으로 압력을 주며 밀어내어 복압이 형성되는 것을 느껴 본다.

● 1단계 : Hollowing

HOW TO

❶ 상대방 또는 스스로의 손바닥을 배꼽에서 엄지손가락 한마디 밑에 피부가 살짝 닿을 정도로 손을 올려놓는다.

❷ 복식호흡을 통하여, 코로 숨을 들여(들숨) 마신다. ⇨ 복부 팽창(횡격막 수축 활성화), 이 때 호흡은 약 30~40% 정도만 들이마신다.

❸ 숨을 참은 상태에서 올려져있는 손바닥을 복부(피부)와 닿지 않게 입으로 숨을 뱉으며(날숨) 끌어당긴다. ⇨ 이 때 복부 하단을 끌어당기는 힘의 크기를 조절한다.(최대 힘이 100%라고 하면 15~20% 정도의 힘을 써서 끌어당긴다.)

TIP

• 평상시 착용하는 자신의 벨트에 한 칸 정도만 줄여 복부와 벨트가 닿지 않게 한다는 생각으로 복부 하단을 척추 쪽으로 끌어당긴다.

● 2단계 : Bracing → 코어벨트(Core Belt)를 사용한 코어 컨트롤

HOW TO

❶ 갈비뼈 가장 하단 부분과 골반뼈 윗부분 사이에 코어벨트 또는 튜빙을 착용한다.

❷ 복식호흡을 통하여 코로 숨을 들이마셔 복부를 팽창시킨다. ⇨ 이 때 호흡은 30~40% 정도만 들이마신다.

❸ 숨을 참은 상태에서 위의 Hollowing과는 반대로 360도 방향으로 복부를 팽창시키며 밀어내 준다.

❹ 중량운동 시 호흡을 들이마셔 벨트를 밀어내며 충분히 확장시키고, 숨을 참은 상태에서 한 번 더 벨트를 밀어내어 복강내압IAP을 형성시킨다. ⇨ 벨트와 복부 사이에 간격이 남아 있지 않고 꽉 끼어 있다는 Feedback을 정확히 받은 후 동작을 수행한다.

- 코어벨트 및 튜빙 착용 시 적절한 복강내압 형성으로 코어근육들의 활성도를 높이는데 도움이 된다. 정적 혹은 동적 자세에서도 피부가 벨트를 360도 방향으로 밀어낼 때 스스로에게 확실한 Feedback을 받을 수 있는 장점이 있어 Bracing 동작에 있어 코어 근육의 동원이 잘 되었는지에 대한 인지능력을 향상 시킬 수 있는 장점이 있다. 개인적으로는 적극 추천한다.

──────────────── ● Summary ● ────────────────

1) 호흡(들숨)

⇩

2) 횡격막 수축을 통한 하강

⇩

3) 골반저근, 복횡근 활성화

⇩

4) 하부 늑골 확장

⇩

5) 복압상승(Intra Abdominal Pressure)

"1단계 Hollowing 과 2단계 Bracing 참조"

⇩

6) 척추(몸통)의 안정화 상태

⇩

7) 움직임 (Movement)

"올바른 호흡" + "상황에 따른 코어동원 방법 선택"

= 강한 몸통 안정성 확보를 기반으로 한

Good Movement !

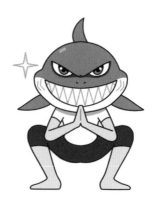

"쪼=스" 건강과 삶
(Health & life)

개별 관절 개념
(joint by joint concept)

이번에 다룰 내용은 움직임에 있어 가장 기본이 되는 중요한 부분 중의 하나이다.

저자 그레이쿡의 "움직임Movement"이라는 책을 접하면서 인체를 구성하는 개별 관절의 역할과 개념에 대한 내용을 알게 되었고, 이러한 내용을 트레이너 지망생들에게 나만의 생각과 방법으로 다시 해석하여 좀더 쉽게 강의하려고 노력하였다. 또한 내 스스로도 실전 임상 트레이닝에 적용하여 고객의 운동프로그램 디자인에 많은 도움을 받아 실제로 고객의 컨디션이 많이 향상되고 좋아졌던 기억이 있다.

지금 현재도 인체의 개별 관절에 기능을 되찾고 만들어 나가는 작업은 모든 고객의 프로그램에 적용되고 있으며, 일반 컨디셔닝 트레이닝 및 재활 트레이닝에 있어 절대로 빠져서는 안 될 부분이라는 것은 명확한 사실이다. 그러나 아직도 올바른 움직임을 만들어 내기 위한 운동 또는 지도가 아닌, 특정 국소 부위의 발달과 운동 동작의 자세와 모양만을 만들어 내기 위한 운동과 지도를 하고 있지는 않은가?

우리 신체를 단순히 상체와 하체로만 나누어 본다 해도, 상체운동 시 하체의 발바닥부터 발목, 무릎, 고관절, 허리 관절에서의 각자의 역할이 충실히 이루어져야만 신체의 통합적 움직임을 만들고, 운동을 하고자 하는 부위에 효율적으로 원활한 에너지가 전달이 될 것이며 부상의 위험도 또한 현저히 낮아질 것이다. 이러한 움직임을 통해서 오랫동안 안전하고 높은 수준의 수행능력Performance을 발휘하며 건강한 운동을 할 수 있을 것이라고 필자는 생각한다.

분명 각 관절은 태어날 때부터 고유의 움직임을 가지고 있었으며, 인간의 움직임에 효율적으로 반응하라는 중대한 명을 받았을 것이다. 그러나 사람마다 각기 다른 신체구조, 다른 외부적 환경, 다른 성격, 다른 취미, 다른 직업을 가지고 있듯이 우리 인체는 후천적, 혹은 유전적으로 정해져 있는 각 관절의 역할들이 꼬이고 꼬여 가동성과 안정성이 서로 뒤바뀌거나 기능의 역할이 떨어지는 경우들을 많이 볼 수 있다.

이러한 개별 관절 개념의 이론은 사람이 어떻게 움직여야 하고, 어떤 동작에 문제가 발생하게 되어 움직임에 제한이 생기게 되었는지 찾아낼 수 있는 정보력을 제공할 수 있어야 한다. 각 관절의 기능은 서로간의 특정한 움직임을 가지고 있으며, 예측 가능한 수준의 기능부전을 갖는 경우가 발생되기도 한다. 이처럼 연속적으로 번갈아 나타나는(가동성, 안정성) 각 관절의 기능들은 개별간의 특정 성격을 지니고 있으므로 인체가 가지고 있는 고유의 기능을 찾기 위한 방법을 요구하고 원하며, 만들어 주길 바라고 있을 것이다.

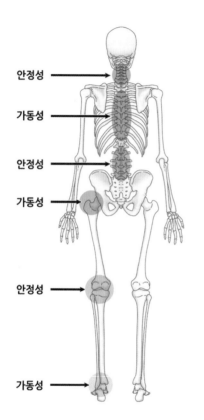

관절	기본 요구사항
경추	안정성
흉추	가동성
요추	안정성
고관절	가동성
무릎	안정성
발목	가동성

● **가동성(Mobility) 제한에 의한 안정성 관절의 보상작용**

발목 가동성의 상실은 무릎 통증을 부르고, 고관절 가동성 상실은 요통을 낳는다. 흉추 가동성 상실은 목과 어깨의 가동성이 줄어들게 되어 통증을 유발시키게 되고 요추와 골반의 보상작용에 의해 과사용 되어질 것이며, 이로 인해 요통의 발생빈도가 증가하게 된다.

둔근의 저하된 근력이나 낮은 활성도는 엉덩이를 펴주는 것을 대신해 요추에서 보상 작용으로 허리를 과하게 펴주는(과신전) 패턴으로 발전된다. 고관절은 좋은 가동성을 가져야 한다. 그러나 그렇지 못하여 그 위 관절인 요추는 반드시 안정성이어야만 하는 관절임에도 불구하고 보상 작용으로 인한 가동적 역할을 하게 되어 척추를 불안정하게 만들 것이고, 그로 인해 요통Back Pain으로 진행되는 불안정한 몸을 만들게 된다. 그리고 이러한 연속적인 사슬이 계속해서 이어지게 되면 각 관절의 패턴이 꼬이고, 꼬이게 되어 연속적인 보상작용을 우리에 몸이 받아 들여야만 하는 순간이 오게 될 것이다.

앞으로 우리는 각 관절의 본연의 주어진 고유의 기능적 역할을 충실히 할 수 있어야 한다. 만약 위의 설명처럼 그 패턴이 뒤죽박죽 섞였을 때, 움직임의 통제가 제대로 이루어지지 않아 특정 부위의 통증은 개선되지 않으며 그로 인해 최상의 수행능력을 기대하기 어렵게 된다. 그렇다 하여 통증과 좋은 움직임 수행을 해결하기 위해 국소 부위의 근력강화와 스트레칭, 마사지 등에 연연하는 행위는 고려해 보아야 한다고 생각한다. 가까이 있는 위, 아래 인접 관절과 근육을 개선시키고자 하는 관찰과 훈련이 필요할 것이며, 항상 관심의 눈으로 살펴보아야 하지 않을까?

쪼=스 의 건강 혜택
#1. 근골격계

과거 중학교 시절 필자가 농구선수 생활을 하고 있을 적이 생각이 난다. 그때는 오직 농구의 개인기술 및 전술에 관련된 훈련, 그리고 모든 스포츠에서 빠질 수 없는 체력 훈련. 그 중에서도 제일 힘들고 하기 싫었던 언덕 뛰기, 로드웍Roadwork 등 체력의 한계에 도전하는 심폐강화 위주의 훈련들을 주로 할 때였다. 이와 같은 심폐강화 운동들과 농구의 기술이 접합되어 훈련을 하다보면 본의 아니게 부상을 입게 되는 상황이 발생되기도 하는데, 이럴 경우 운동을 쉬지 않고 참가하는 선배들의 눈칫밥을 먹으며 단순히 휴식을 취하거나, 더욱 심할 경우 병원 또는 한방치료를 받으며 부상 부위가 완치될 때까지 기다리며 훈련에는 참여하지 않는다.

그러나 현재는 과거와 달리 운동선수들의 재활훈련 및 시즌/비시즌의 컨디셔닝 운동과 각 스포츠 종목에 특화된 맞춤형 운동들이 보편화 되어있는 시대이다. 벨런스, 플라이오메트릭, 인체 3가지 운동면을 적절이 활용한 기능적 운동, 코어 트레이닝, 반사적응 훈련 등 이외 다양한 훈련들이 선수들의 스포츠 능력을 향상시킬 수 있는 기술 및 환경조성이 과거와 다르게 매우 발전되어 있다.

재활운동만 해도 그렇다, 요즘처럼 일반인과 선수들의 재활시스 템이 잘 되어 있는 시대는 과거에는 상상도 하지 못하였다. 예를 들어 허리가 아프면 침상안정을 취하며 운동을 쉬어야 했고, 무릎이 아프면 최대한 덜 구부리며 쉬는 것이 최선의 치료제였다. 그러나 현대 운동재활에서는 일상생활의 움직임과 같은 불편감 및 통증을 경감시키기 위해 이렇게 이야기 한다.

> "Move Well , Move Often!"
> "제대로 움직이고 나서, 자주 움직여라!"

움직임Movement의 저자 그레이쿡의 말이다. 사실 이 말에 공감하기 시작한 것은 그리 오래 되지 않았다. 과거 대학시절부터 졸업 후 운동관련 업종에 종사했을 때를 생각하면, 오직 '보디빌딩'이 운동의 전부였고 근육을 비대하게 만드는 것만이 건강의 상징이라 생각하였으며, 아프고 불편한 부위가 있다면 잠깐 쉬거나 국소부위 근육을 강화하는 방식이 전부였다.

사실 그 시절에는 요즘과 같이 사설교육이나 개인의 정보를 공유하는 스터디 학습 혹은 외국의 운동전문가들의 서적, 논문, 저널 등의 정보력을 얻을 수 있는 시대가 아니었다. 그러나 현재 우리가 살고 있는 시대의 의학과 운동, 스포츠 관련 부분들은 엄청나게 발전하였으며, 앞으로 인간의 생명과 건강, '아프지 않고 건강하게 살기'

에 관련된 컨텐츠는 무궁무진하게 발전할 것이라 생각한다.

일반적으로 근골격계 질환은 정형외과를 찾게 되고, 대사증후군 관련 질환은 내/외분비계열 병과를 찾는 것이 보편적이다. 무릎, 어깨, 발목이 불편하거나 통증이 있다면 정형외과를 찾고, 허리가 아프거나 다리가 저리면 신경외과를 찾는다.

대사증후군의 대표적인 질환인 당뇨와 고혈압, 이상지질혈증과 같은 증상 및 진단명은 꾸준한 병원치료와 약물치료를 통하여 관리해야 하는 증후군이다. 그런데, 언제부턴가 언론매체 및 TV에서 이러한 질환 및 증후군에 관련된 의료 종사자 및 물리치료사, 운동전문가들이 방송에 나오기 시작하면서 'OO에 좋은 음식, OO에 좋은 운동'들을 소개하기 시작하였다. 대중들은 검증된 전문가들의 이야기들에 빠져들었으며, 과거의 질환 및 증후군의 개선에 대한 보다 폭넓은 정보지식을 제공받게 되면서 병의원 치료만이 전부가 아닌 다양한 치료와 개선 방식으로 나의 몸이 좋아질 수 있다는 것을 확신하게 되었다.

의료전문가들은 질환의 빠른 개선을 위해 의료적인 부분 외 일상생활과 음식, 운동에 대한 참여를 권고하고 있으며 운동전문가들은 의료계의 명확한 진단을 기반으로 운동 프로그램을 디자인하여 고객의 컨디셔닝 및 기능적 개선을 통한 통증감소를 목표로 운동을 진행하고 있다.

이제 스쿼트에 대해 이야기 할 충분한 이유가 생긴 것 같다.

"무릎이 아파서" "허리 디스크가 있어서" "운동을 한번도 배워보지 못해서" "난 나이도 많고 당뇨, 혈압에 아픈 곳이 많아서 안돼!" 절대 그렇지 않다.

물론, 모두 다 무거운 바벨을 어깨에 짊어 메고 근 비대를 위한 스쿼트 동작을 하라는 것은 아니다. 검증된 운동전문가들의 정보와 지도를 통해 나의 신체에 맞는, 나의 현 상태에 맞는, 나의 환경에 맞는 움직임을 찾아내어 지속적 반복을 통해 신체를 향상 시키자는 말이다.

성인, 시니어의 경우 지금까지 살아온 세월의 절반 이상을 좋지 않은 자세와 움직임으로 노출되어 살아왔다. 이러한 세월의 환경을 한순간에 뒤바꾼다는 것은 사실상 무리가 있다고 본다. 하지만, 이대로 포기할 수는 없는 것 아닌가?

조금씩 바꿔보기 시작하면, 정말 거짓말처럼 조금씩 바뀌기 시작할 것이다.

개인의 신체와 현 상태를 고려하여 디자인 된 스쿼트 동작을 통하여, 우리는 허벅지 앞 근육(대퇴사두근)만의 독단적인 발달만을 기대하지는 않는다. 그것만으로는 개선해야하는 혹은 개선을 기다리고 있는 우리 신체의 부분들이 너무나도 많기 때문이다.

올바른 움직임의 스쿼트 동작을 통하여 우리에게 얻어 질수 있는 5가지 근골격계의 건강 혜택은 다음과 같다.

1. 발목 가동성의 개선   4. 둔근(엉덩이) 근력의 활성화
2. 허리 통증의 경감   5. 자세 교정
3. 고관절 가동성 및 기능 향상

운동화 브랜드와 디자인에만 신경을 쓰고 미처 생각지 못했던 발바닥 아치, 모든 여성분들의 자존심을 말해주는 (킬)힐, 산업화의 발달로 인한 오랜 좌식업무 및 생활이 만들어 낸 뻣뻣하게 방치될 수밖에 없었던 발목의 기능, "아프다, 아프다" 하면서도 둥글게 말려 있고 물건을 들어 올릴 때도, 앉아 있을 때도, 생활할 때도, 운동할 때도 둥글게 말려있는 허리! 크고, 넓게 움직이라고 만들어진 고관

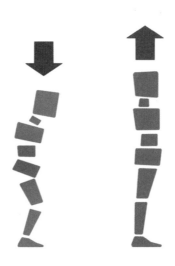

절은 허리와 무릎이 대신 움직여지게 만들고, 앉아서만 생활하여 늘어져만 가는 텐션잃은 내 엉덩이, 발바닥부터 머리끝까지 차츰차츰 무너져 가는 우리의 몸...

하나의 쪼그려 앉기 동작을 하기 위하여 인체의 각 관절 및 근육들의 시스템을 다시 되살려야 만 좋은 움직임을 실행할 수 있으며, 이러한 좋은 움직임을 통하여 각 관절 및 근육들의 원래의 기능 또는 더 향상된 몸 상태로 변화시킬 수 있다.

쪼=스 의 건강 혜택
#2. 대사증후군 & 근감소증

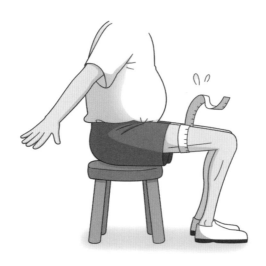

허벅지가 1cm씩 줄어들 때마다 당뇨병과 뇌혈관 질환에 걸릴 위
험률이 약 9~10% 높아진다는 연구 결과가 있다. 의료계 및 운동관
련 종사자들이라면 너무나도 많이 들었을 내용일 것이다. 과거 우리
는 인체의 근골격계와 관련된, 즉 허벅지 부위를 정형외과적 질환과
의 관계성이 아닌 고혈당, 심혈관계, 고혈압, 이상지질혈증 등과 관
련하여 연관성을 지은 것에 대해 생소하게 생각했을 것이다.

이러한 생소함은 약 10년 전 정도부터 많은 연구가들에 의해 알

려지기 시작했고, 허벅지의 중요함은 울퉁불퉁 근육 만들기를 좋아
하는 헬스 매니아들의 고유물이 아닌 남녀노소 관계없이 대중적으
로 중요하게 여기게 되는 특정부위 운동으로 인식하기 시작하였다.

　　그렇다면, 혈당을 낮춰야 하고 혈압을 조절해야하는 사람들에게
허벅지 근육을 발달시키는 것이 왜 중요한 것일까? 여기서 우리는
의문점을 갖게 된다. 우리 몸 전체 근육의 65~70% 이상을 차지하고
있는 부위는 하체 근육이다. 하체 근육(허벅지, 엉덩이, 종아리)은 우리
인체에서 아주 큰 탄수화물 창고 역할을 하고 있을 정도로 매우 중
요한 역할을 한다.

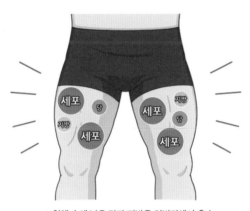

▲ 혈액 속에 남은 당과 지방을 허벅지에서 흡수

　　굵은 허벅지 근육은 더 많은 양의 당과 지방을 흡수할 수 있는 공
간을 확보하게 된다. 허벅지는 혈당을 소모시키는 한 기관으로 혈당
을 낮추는 역할을 하고 인슐린 반응이 좋아지도록 만들며, 허벅지근

육이 발달하면 인체 포도당의 약 70%를 소모하기 때문에 식후 혈당 조절 능력이 향상되어 인슐린 저항성(인체에서 혈당을 쓸 수 있게 도와주는 인슐린 작용을 방해하는 성질) 개선에 큰 기여를 하게 된다.

그런데, 운동을 안 하거나 나이가 들게 되면 허벅지 근육이 급격하게 감소하게 되면서 식후에 증가된 포도당을 소비할 경로가 없어져 잉여 포도당들이 혈액으로 몰리게 되어 혈당 수치가 급격하게 올라가게 된다. 그래서 허벅지 근육을 키우면 근육세포가 요구하는 포도당 양이 늘어나게 되어 혈당 수치가 높아지는 것을 예방할 수 있게 된다.

이렇게 중요한 역할을 하는 허벅지가 세월의 무게를 이겨내지 못하고 질환으로 발전되거나, 신체활동 수준의 저하로 인해 1년에 약 700~800g, 10년이면 5~8kg의 근육이 감소하게 되며, 이 중 엉덩이 근육, 허벅지 근육, 종아리 근육이 급격하게 감소하게 된다.

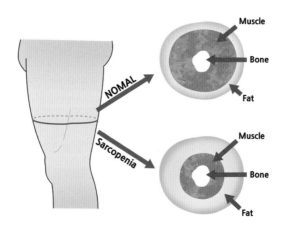

이러한 현상을 '근감소증', '사코페니아Sarcopenia'라고 부르며, 2017년 세계보건기구WHO에서는 이러한 현상을 질병으로 지정하였으며 단지 근육감소 현상만이 아닌 다양한 합병증으로 노년기 삶의 질에 큰 영향을 미칠 수 있으므로 간과해서는 안 될 것이다.

이를 막을 수 있는 치료법과 약물은 없다. 나에게 알맞는 운동과 영양 공급(균형적인 식단과 단백질), 적절한 휴식이 최선이고 최고의 방법이다.

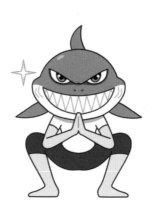

나의 움직임 알아보기
(Movement Analysis)
&
"찾아내기" Tight & Weak

Squat Test
(수평면/전두면/시상면)

신체의 올바른 움직임이 추구하고 있는 최종 목표와 목적은 무엇일까?

앞에서는 왜 움직여야 하고, 움직이기 전 어떠한 준비 과정이 필요한지, 또한 어떠한 근육과 관절의 조절 능력을 인지하고, 잘 활용할 줄 알아야 하는지에 대해 알아보았다. 나만의 움직임에 대한 철학을 생각해보고, 설계해보아야 할 것이다.

이제 쪼=스를 통하여 움직임에 대해 분석해 볼 차례이다.

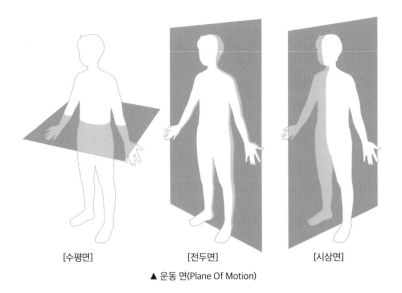

[수평면]　　　　[전두면]　　　　[시상면]

▲ 운동 면(Plane Of Motion)

인체의 해부학적 운동 면은 수평면, 전두면, 시상면으로 구분한다. 좀더 나은 3차원적 움직임 능력을 가지기 위해 각 관절의 기능의 역할과 조절 능력이 매우 중요하다. 그 중 하나의 관절이 불안정하거나, 가동 범위에서 기능이 저하되면 부상 또는 통증을 유발하여 우리 몸 스스로가 움직임을 거부하게 될 것이다.

이러한 움직임의 면을 개선함으로써 움직임에 대한 거부감을 없애고 전보다 더 움직임을 자주 갖게 되고 친숙해지면서 움직임을 즐길 수 있는 단계까지 만드는 것을 목표로 한다. 먼저 평상 시 나의 자세와 움직임을 체크해 보도록 하자.

몸의 중심선을 수직으로 통과하여 몸을 좌/우로 나누어 구분을 하게 되는 측면부(시상면)의 모습은 굴곡(구부리고)과 신전(펴고)의 움직임을 관찰할 수 있는 인체의 면이다. 그러나 측면부에서 관찰할 수 있는 골반의 전방기울기(전방경사)와 후방기울기(후방경사), 상지흉추의 가동성 제한(등 관절의 펴짐 제한과 굽은등) 만으로 움직임을 분석한다면 분석자의 주관적 판단으로 정확성이 떨어질 것이고 상대방의 몸을 이해하여 풀어나기 어려울 것이다. 그러므로. 각자 다른 체형으로 인한(허리와 대퇴골 길이) 상체 각도와 고관절, 무릎의 움직임에 대한 변수를 인지하고 판단할 수 있는 통찰력이 필요하다. 그렇지 못한다면 움직임을 체크하고 분석하여 해석한다는 것은 아마도 무리가 있을 수밖에 없다. 그러므로 3차원적인 움직임을 관찰하기 위해 각기 다른 움직임의 성격을 가지고 있는 3가지 운동면의 관찰이 모두 필요하다.

두 번째 앞면(전두면)의 움직임에서는 골반과 무릎의 수직을 잇는 선Q-angle의 정상적인 각도와 변화의 차이를 분석하여 대퇴골이 내회전되어 무릎의 불필요한 토크가 걸리는 현상들, 이것이 신체의 구조적 변형의 문제인지, 동작에 대한 이해도 즉 운동조절 능력의 부재로 인한 문제인지를 체크한 후 해석해야 한다.

세 번째 횡단면(수평면)의 움직임에서는 고관절 관절구의 각기 다른 후천적 불균형과 비대칭 체중 이동에 대한 골반 및 대퇴의 치우침 부분들에 대한 체크와, 후면(뒷모습)에서의 족관절(발)의 회내(안쪽 치우침)/회외(바깥쪽 치우침)의 지면 불안정성 현상 체크와 분석을 통한 해석이 꼭 필요하다.

"움직임을 관찰하고 움직임을 해석하여

올바른 움직임을 만들어보자"

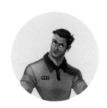

움직임 분석
(Movement Analysis)

⑴ 전면, ⑵ 측면, ⑶ 비대칭 체중이동(골반 치우침) 및 후면 발뒤꿈치의 정렬 상태 등을 파악하여 잘못된 움직임을 체크해 보도록 하자.

> **"앞, 옆, 뒤"에서 체크한다**

● Squat Test Setup ●
(공통사항)

HOW TO

❶ 어깨 넓이로 두 다리의 스탠스를 결정한다.(신발 벗고 진행)

    * 어깨 넓이 : 어깨(견봉)와 안쪽 복숭아뼈가 수직라인이 되는 넓이

❷ 발끝의 각도는 해부학적 자세와 같이 자연스럽게 5~10도 정도의 각도로 벌려 선다.

❸ 부동자세로 시작하여 하강 시 자신의 어깨 높이로 양팔을 들어 올리며 내려가고, 시작 자세로 다시 돌아온다

❹ 관찰은 전면, 측면, 후면에서 실시한다.

❺ 3개의 면에서 각각 5회 반복 실시하여 관찰한다.

2-1 앞면(전두면) Frontal Plane → Check Point

❶ 골반과 무릎의 수직을 잇는 선(Q-angle)의 정상적인 각도와 변화의 차이

❷ 움직임 동안의 발끝 방향의 변화

❸ 무릎의 방향(고관절 외전 기능의 활용도)

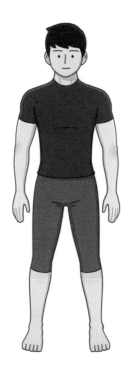 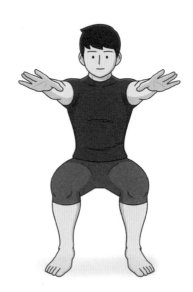

CHECK POINT

① 무릎이 내측으로 모이는 현상(Knee valgus)

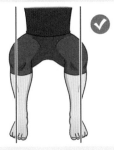

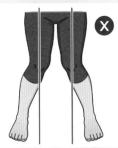

② 움직임 동안의 발끝 방향의 변화(Toe out: 밖으로 벌어지며 나가는 현상)

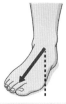

▲ 표준　　　　　▲ 발이 표준에서 벗어나 돌아간 모습

2-2 옆면(시상면) Sagittal Plane → Check Point

❶ 골반의 전방 기울기(전방경사) 및 후방 기울기(후방경사)로 인한 불균형 상태 확인

❷ 몸통과 대퇴골 길이로 인한 움직임(무릎의 전방 밀림현상과 상체 기울기 각도) 파악

❸ 상부 흉추(굽은등) 부위의 가동성 및 조절능력 파악

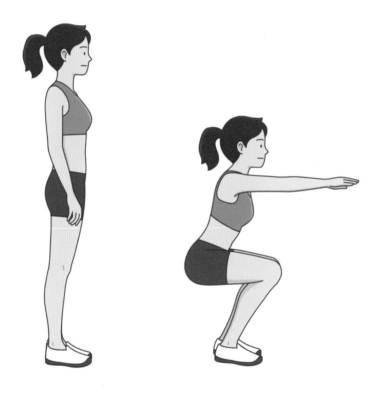

⊕ CHECK POINT

① 골반의 전방 기울기와 후방 기울기, 골반의 불안정성 현상

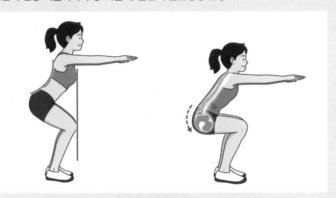

② 몸통과 대퇴골 길이의 차이로 인한 움직임 비교

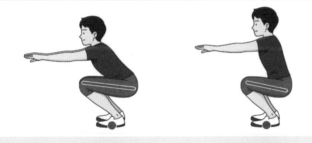

▲ 긴 허벅지　　　　　　　　　▲ 짧은 허벅지

③ 상부 흉추(굽은 등) 부위의 가동성(신전 능력) 제한

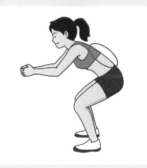

2-3 수평면(Transverse Plane) → Check Point

❶ 비대칭 체중이동(측면 고관절의 회전이동 및 치우침)의 불균형 파악

❷ 후면(발뒤꿈치 정렬 상태)와 내측 족궁의 엎침(회내) 파악

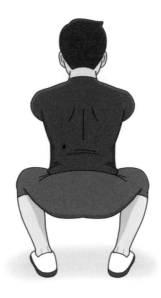

CHECK POINT

① 비대칭 체중이동의 불균형(치우침) 현상

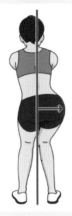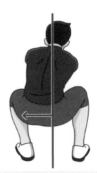

② 지면에 대한 발의 불안정적 변화 확인, 발목 회내(안쪽으로 치우침) Pronation 현상

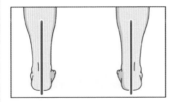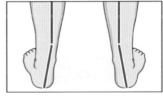

▲ 표준   ▲ 표준에서 벗어난 발목 내측 엎침

2-4 움직임 분석 차트

쪼=스 Assess(Movemenment Chart)				
TEST 위치	음직임 패턴			
	Check Point	L	R	세부사항
앞 면 (전두면)	무릎			
	발끝 방향			
옆 면 (시상면)	과도한 상체 기울기			
	골반 안정성			
	흉추 가동성			
수평면 (비대칭 체중이동)	비대칭 체중이동			
	내측 족궁의 엎침(회내)			

※ 움직임에 오류(잘못된 움직임) 발생 시 'V' 표기하고 세부사항 내용을 기재한다.

3

"찾아내기" Tight & Weak

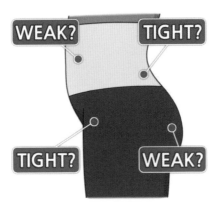

　나의 움직임을 관찰하고 해석하기 위한 5가지 테스트 방법을 살펴보자. 각 테스트를 통하여 어떤 문제가 있는지 파악하고, 해당 문제를 개선하기 위한 여러 가지 운동 방법을 소개한다.

테스트	목적	개선 운동
(1) Patrick Test (FABER)	고관절 복합체 기능 검사	회전하는 비행기 자세
		서있는 비둘기 스트레칭
		Groiner 스트레칭
(2) Thomas Test	고관절 굴곡근 긴장 & 단축유무 검사 (1)	반무릎 꿇고 고관절 굴곡근 스트레칭
		벽에 대고 고관절 굴곡근 스트레칭
		서서하는 고관절 굴곡근 스트레칭
(3) Ely's Test	고관절 굴곡근 긴장 & 단축유무 검사 (2)	천장보고 누워 고관절 굴곡근 스트레칭
		폼롤러를 이용한 고관절 굴곡근 스트레칭
(4) Trendelenburg Test	고관절 안정화 근육 활성도 검사	사이드 몬스터 워킹
		앞/뒤 몬스터 워킹
		옆으로 버티며 다리 벌리기
(5) Half Kneeling Ankle Mobility Test	발목 가동성 검사	밴드를 이용한 발목 가동성 증가 운동
		나무 봉을 이용한 발목 가동성 증가 운동

3-1 Patrick Test(FABER)

- 고관절 복합체(굽힘/벌림/바깥돌림) 기능 검사

TEST

❶ 천장을 보고 누워 한쪽 발목을 반대편 무릎 위로 올려놓고, 무릎의 하방으로 누른다.

❷ 위와 동일하게 한쪽 발목을 반대편 무릎 위에 올려놓고, 올려놓은 무릎과 바닥의 수직거리를 확인한다.

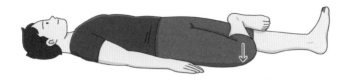

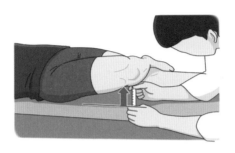

❶ 무릎외전(바깥 벌림)의 기능이 잘 되지 않는 경우 ⇨ 장요근 및 대퇴내전 근 단축(뻣뻣함)

❷ 무릎과 바닥의 수직거리의 편차가 약 15cm ⇨ 관절 가동범위의 제한이 확인되는 쪽의 고관절 외회전 기능과 안정성(근력)의 개선이 필요

＊엉덩이 근육들의 반응지연 및 부재현상이 발생되어 고관절 움직임의 가동성 제한과 움직임 패턴에 오류가 발생될 수 있다.

개선운동 #1 :

회전하는 비행기 자세(Hip Air Plane)

⇨ 고관절 외회전 근육 강화, 엉덩이 근육의 활성화, 척추 안정화를 위한 움직임

HOW TO

❶ 주먹 한 개 정도 간격으로 발을 위치하고, 균형을 유지하는데 도움이 될 수 있도록 팔을 양쪽으로 뻗어준다.

❷ 골반 중립 상태에서 복부에 힘을 주어 한쪽 다리를 뒤로 뻗어 상체 각도가 45도 기울어 질 수 있도록 고관절과 무릎을 접어준다.

❸ 엉덩이 근육들의 최대 활성화 작용을 위해 고관절(엉덩이)를 바깥돌림 방향으로 비틀어 준다. 척추와 고관절의 분리적 움직임을 만들어 내야하는 동작이다.

❹ 버티는 다리는 균형을 잃지 않도록 발바닥을 견고하게 고정하여 몸의 균형을 잡아준다.

❺ 10~15회 실시한다.

NOTICE

• 척추의 비틀림을 방지하기 위해 몸통을 단단하게 고정하고, 시선과 배꼽은 동작을 수행하는 동안 수직선상을 유지하며 움직임을 실시한다.

• 무릎이 안으로 무너지는 것을 이겨내고, 허리가 비틀리는(회전) 움직임을 통제하며 오직 고관절의 바깥돌림 움직임만을 만들어 낼 수 있도록 집중한다.

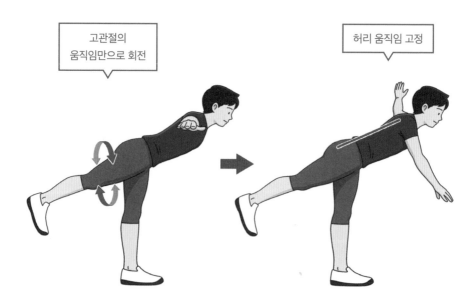

고관절의
움직임만으로 회전

허리 움직임 고정

HOW TO

❶ 그림과 같은 높이(40~50cm)의 박스에 고관절을 바깥돌림(외회전)하여 올려놓는다.

❷ 양손은 박스 위에 올려놓고, 양 팔꿈치가 구부려지지 않도록 펴준다.

❸ 반대쪽 발의 무릎을 구부려 몸을 낮추고 앞으로 기울인다.

❹ 호흡을 뱉어주며(날숨) 밑으로 엉덩 관절을 눌러주고(Sit Down) 호흡을 들여 마시며(들숨) 처음자세로(Sit up) 돌아가 10회 실시한다.

NOTICE

• 엉덩이 근육이 늘어나는 것을 느껴야 한다.

• 앞으로 기울일 때 등이 구부려지지 않도록 주의한다.

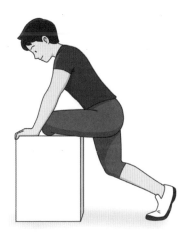 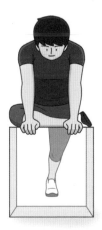

개선운동 #3 :
Groiner 스트레칭(Hip Flexor Mobility)
▷ 고관절 가동성 확보 운동

HOW TO

❶ 어깨 아래편에 수직선상으로 손을 위치하고 양 다리를 곧게 펴고 몸통근
육을 단단히 고정한다.

❷ 오른발을 먼저 오른손 옆으로 가져와 발가락 2-3번 방향으로 무릎을 밀
어주며 골반을 바닥면으로 천천히 눌러준다.(날숨)

❸ 오른발을 뒤로 되돌려 주고(들숨), 왼발을 앞으로 가져와 교대로 반복하
여 10회 실시한다.

NOTICE

· 등은 굽어지지 않게 유지한다.

· 뒤쪽에 있는 발의 발가락은 지면을 잘 유지하며 지지해 준다.

· 고관절 관절기능 향상 및 대내전근 능동적 이완 - 3방향(30도/45도/60도)

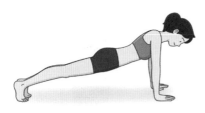

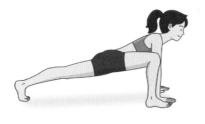

▲ 옆 모습

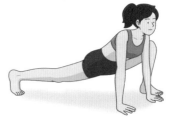

▲ 앞 모습

3-2 Thomas Test

- 고관절 굴곡근 긴장 & 단축 유무 검사 (1)

TEST

❶ 베드 끝부분에 앉아 한쪽 무릎을 잡고 천장을 바라보며 눕는다.

　- 흉추, 골반이 들리지 않고 허리는 중립을 유지한다.

　- 다리가 외측(외전)으로 빠지지 않게 중립을 유지한다.

❷ 검사하고자 하는 반대편 무릎을 가슴 쪽으로 지그시 잡아당겨 잡고, 검사 쪽 다리는 테이블 밑으로 내려주고, 무릎은 90도로 굽힌다.

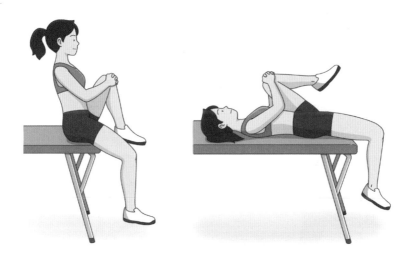

TEST 결과

❶ 대퇴부가 베드에서 뜨게 되는 경우 ➪ 장요근 단축

❷ 슬관절(무릎)의 각도가 90도에서 벗어나 펴질 때 ➪ 대퇴직근 단축

❸ 대퇴골의 외전(바깥벌림) 및 내회전(안쪽돌림) ➪ 대퇴근막장근 및 봉곤근 단축

반무릎 꿇고 고관절 굴곡근 스트레칭(Half Kneeling Hip Flexor Stretching)
⇨ 뻣뻣하고 짧아져 있는 고관절 굴곡근의 긴장도 감소(이완)를 위한 운동

HOW TO

① 반무릎 자세(Half Kneeling)로 한쪽 다리를 90도로 세워준다.

② 무릎 위에 두 손을 올려놓고 상체는 복부에 힘을 주고 세워준다.

③ 앞무릎이 발끝을 향해 지나도록 뒤쪽 다리의 골반을 바닥 방향 전방으로 15초간 눌러준다.

NOTICE

• 복부 앞쪽라인이 당기는 느낌을 받아야 한다.

• 무릎 진행방향이 안쪽, 또는 바깥쪽으로 기울어지지 않도록 주의한다.

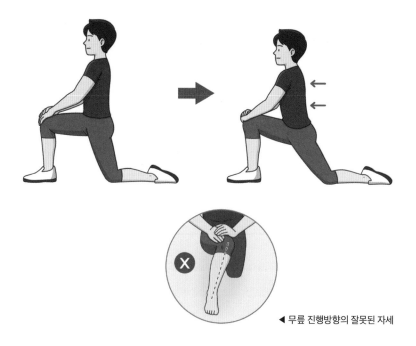

◀ 무릎 진행방향의 잘못된 자세

HOW TO

❶ 벽면 끝에 무릎을 접어(굴곡) 고정시킨다.

❷ 반무릎 자세(Half Kneeling)로 한쪽 다리를 90도로 세워준다.

❸ 무릎 위에 두 손을 올려놓고 상체는 복부에 힘을 주고 세워준다.

❹ 앞무릎이 발끝을 향해 지나도록 뒤쪽 다리의 골반을 바닥 방향 전방으로
15초간 눌러준다.

NOTICE

· 허벅지 앞 근육에 늘어나는 느낌을 받아야 한다.

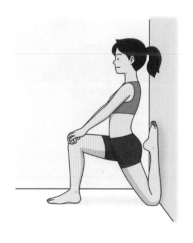
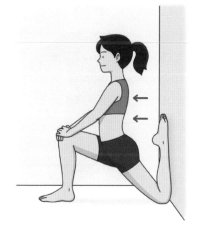

서서하는 고관절 굴곡근 스트레칭(Standing Posture Exercise)

⇨ 뻣뻣하고 짧아져 있는 고관절 굴곡근의 긴장도 감소(이완)를 위한 운동

HOW TO

❶ 한쪽 손을 벽면에 대고 선다.

❷ 중심 발 뒤로(가위모양과 같이) 스트레칭 하고자 하는 발을 안쪽에 위치한다.

❸ 벽면을 지지하고 골반을 화살표 방향으로 천천히 밀어준다. 이때 골반 주변의 근육이 늘어나는 느낌을 받아야 한다.

NOTICE

• 골반 중립 상태에서 동작을 실시한다. 골반이 전방으로 기울어진 상태에서 진행 시 몸통의 측면 근육 혹은 중간볼기근(중둔근)에 스트레칭이 될 수 있다.

• 스트레칭하고자 하는 발의 고관절과 무릎이 구부러지지 않게 펴준다.

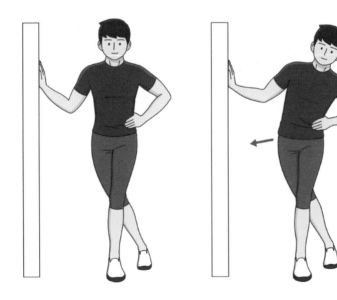

3-3 Ely's Test - 고관절 굴곡근 긴장 & 단축 유무 검사 (2)

TEST

❶ 베드에 엎드려 검사하는 무릎을 구부리게 한 후 검사자의 발목을 잡는다.

❷ 발 뒤꿈치와 엉덩이가 닿을 때까지 천천히 엉덩이 방향으로 굽힌다

❸ 엉덩이의 움직임 또는 엎드려 있는 골반과 바닥과의 간격을 유심히 관찰한다.

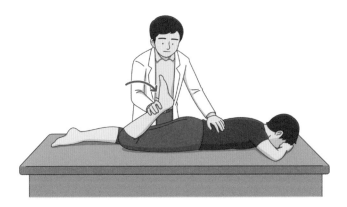

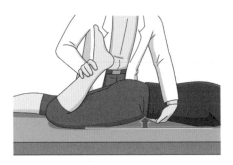

TEST 결과

❶ 무릎을 굽혔을 때 엉덩이가 천장 방향으로 들리거나 바닥과 골반 사이가 뜨는 경우

⇨ 대퇴사두근의 단축(뻣뻣함)

HOW TO

❶ 바닥에 누워 정면을 바라보고 양쪽 무릎을 세워 준다.

❷ 한쪽 다리를 구부려 반대쪽 다리 허벅지(무릎)위에 올려놓는다.

❸ 올려놓은 다리 방향으로 다리를 지긋이 끊어내려 무릎의 안쪽 부분이 지면에 닿을 수 있도록 천천히 움직여 준다.

NOTICE

· 끌어 내리는 동안 호흡을 천천히 뱉는다.

· 가능한 범위까지 도달하였을 때, 10초간 반동을 주지 않고 자세를 유지한다.

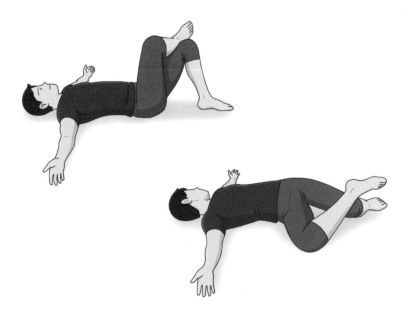

개선운동 #2 :
폼롤러를 이용한 고관절 굴곡근 스트레칭(Foam Roller Quadriceps Stretching)
⇨ 뻣뻣하고 짧아져 있는 고관절 굴곡근의 긴장도 감소(이완)를 위한 운동

HOW TO

❶ 등을 대고 바닥에 누워 폼롤러를 가로방향으로 위치한다.

❷ 골반(천골) 아래 폼롤러를 위치하고 한쪽 무릎을 가슴 쪽으로 천천히 잡아당긴다.

❸ 잡아당긴 무릎을 유지하고 반대쪽 다리를 바닥에 길게 떨어뜨려 놓는다.

❹ 허벅지 앞쪽(고관절 굴곡근)이 늘어나는 느낌이 들 때까지 이완한다.

NOTICE

• 허벅지 앞쪽(고관절굴곡근)을 잡아당기며 들숨
• 반대쪽 다리를 길게 떨어뜨리며 10~15초 날숨

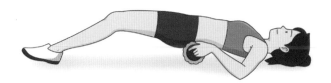

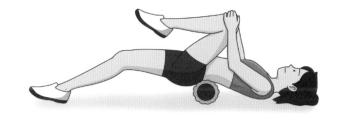

3-4 Trendelenburg Test - 고관절 안정화 근육 활성도 검사

TEST

❶ 양손을 가슴에 엑스자 형태로 올려 놓은 후, 한쪽 무릎을 45도 정도 접고 들어준다.

❷ 외발로 서 있는 상태에서 골반의 수평 유지 능력을 체크한다(검사자 뒤에서 체크).

❸ 검사의 골반상단(장골능선)을 보면서 양쪽 골반의 높이를 비교한다.

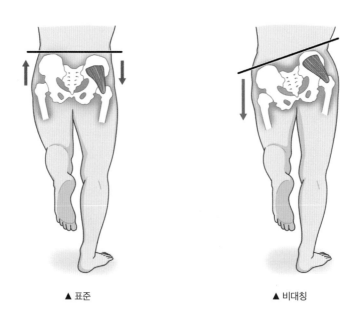

▲ 표준   ▲ 비대칭

TEST 결과

❶ 다리를 45도 들어올린 쪽의 골반이 아래쪽으로 내려가거나, 지지하고 있는 다리의 골반이 머리 쪽으로 올라갔을 때 ⇨ 고관절 외전근 (중둔근)의 기능 저하 및 근력 약화

개선운동 #1 :

사이드 몬스터 워킹(Side Monster Walking)

⇨ 고관절 외회전 근육 강화, 엉덩이 근육의 활성화, 척추안정화를 위한 움직임 동작

HOW TO

❶ 원하는 위치에 루프밴드 착용한다.

    * 난이도에 따라 루프밴드의 위치에 변화를 준다. ⇨ Level 1-무릎, Level 2-발목, Level 3-발등

❷ 밴드의 탄성이 유지될 수 있도록 골반 넓이로 다리를 벌리고 선다.

❸ 코어에 긴장을 유지하고 고관절과 무릎관절을 약간 구부려 준다.

❹ 정강이부터 무릎까지 수직(무릎의 정중선)을 유지하며, 옆으로 이동한다

❺ 옆으로 걷는 발의 이동 간격은 자신의 발 하나 넓이로 움직이도록 한다

❻ 옆으로 걷기 20회(좌/우 왕복 2회 실시 1세트) 3세트를 실시한다.

NOTICE

· 고관절 안정화와 하체 균형을 잡아주는 역할을 하는 운동이다.

· 발의 전체가 지면에 접촉되어 있도록 발바닥 아치를 유지하도록 한다.

· 운동수행 중 루프밴드에 적당한 탄성저항을 계속하여 느낄 수 있도록 골반 넓이를 유지하며 진행한다.

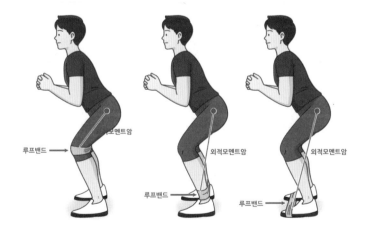

HOW TO

❶ 양다리 발목 부분에 루프밴드를 넣어 착용한다.

❷ 밴드의 탄성이 유지될 수 있도록 골반 넓이로 다리를 벌리고 선다.

❸ 코어에 긴장을 유지하고 고관절과 무릎관절을 약간 구부려 준다.

❹ 정강이부터 무릎까지 수직(무릎의 정중선)을 유지하며, 앞으로 이동한다.

❺ 앞으로 걷는 발의 이동간격은 자신의 발 반쪽 넓이로 움직이도록 한다

❻ 앞으로 걷기 20회, 뒤로 걷기 20회(왕복 2회 실시 1세트) 2세트를 실시한다.

NOTICE

· 고관절 안정화와 하체균형을 잡아주는 역할을 하는 운동이다.

· 무릎이 안쪽으로 움직이게 되면 대퇴근막장근(TFL) 및 장경인대(IT Bend)의 활성화로 인
해 고관절이 내회전(Internal Rotation) 되는 반대현상이 발생되므로 주의하도록 한다.

· 발의 전체가 지면에 접촉되어 있도록 발바닥 아치를 유지하도록 한다.

· 운동수행 중 루프밴드에 적당한 탄성저항을 계속하여 느낄 수 있도록 골반넓이를 유지하
며 진행한다.

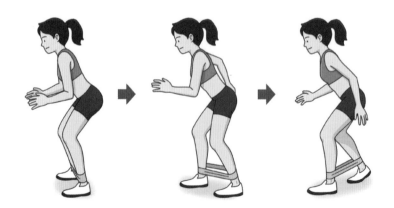

개선운동 #3 :
옆으로 버티며 다리 벌리기(Side Plank & Clam Shell)
⇨ 고관절 외회전 근육 강화, 엉덩이 근육의 활성화, 척추안정화를 위한 움직임 동작

HOW TO

❶ 옆으로 누워 무릎을 구부리고 팔꿈치가 어깨 바로 아래에 놓이게 위치 한다.

❷ 코어에 힘을 주고 엉덩이를 들어 올려 머리부터 꼬리뼈까지 일직선을 만 든다.

❸ 현 자세에서 두발은 모으고, 윗 무릎을 천장 방향으로 돌려준다.

❹ 엉덩이를 올린 상태에서 다리를 원위치로 모아준다.

❺ 처음(1번) 자세로 돌아와 10회를 실시한다.

NOTICE

• 2번 동작 시 몸통이 뒤로 젖혀지거나 돌아가지 않게 중립을 유지하도록 한다.

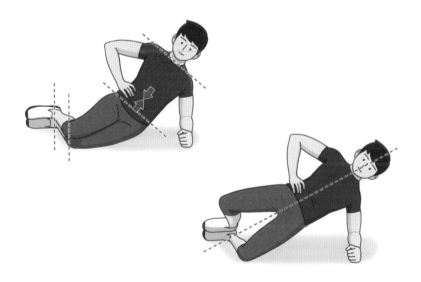

3-5 Half Kneeling Ankle Mobility Test(12cm)

- 발목 가동성 검사

TEST

❶ 신발을 벗고 반무릎 자세로 앉아 벽에서 12cm 떨어진 곳에 검사하려는 발을 위치한다.

❷ 앞쪽에 위치한 무릎이 벽면에 닿을 때까지 밀어본다.

> *정확한 테스트를 위하여 검사쪽 발 뒤꿈치가 바닥에 고정되어 있는 상태여야 하며, 무릎이 안쪽으로 무너져서도 안된다. 무릎 앞면 슬개골의 2~3번 발가락 방향으로 아치를 유지하며 벽면으로 밀어야 한다.

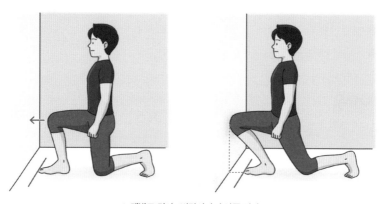

▲ 맨발로 검사 , 번갈아가며 양쪽 검사

TEST 결과

❶ 무릎을 벽에 밀어 터치가 되지 않는다.

> ⇨ 발목 관절의 유연성 제한으로 발목관절의 가동성 및 구조적 연부조직의 길이 제한

HOW TO

❶ 발목 관절의 제한을 해결하기 위해 뼈가 서로 미끄러지는 방향(정강이뼈는 앞으로, 발목뼈는 뒤로)으로 고무밴드를 걸어준다.

❷ 무릎을 앞으로 밀어주며 정강이뼈를 전방으로 밀어준다.

   * 거골의 방향을 뒤로 밀어내기 위해 복사뼈 아래에 밴드를 걸어주고 손을 사용해 아래/뒤 방향으로 당겨주면 더욱 효과적이다.

NOTICE

• 동작 중 발뒤꿈치가 바닥에서 떨어지지 않도록 주의 한다.

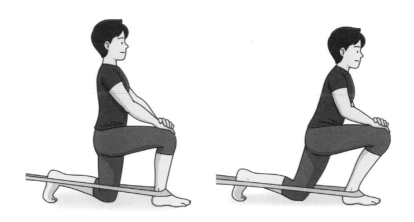

나무 봉을 이용한 발목 가동성 증가 운동(Half Kneeling Ankle Mobility with Stick)
⇨ 발목 배측 굴곡(발가락이 발등 쪽으로 굽힘) 가동성 확보 운동

HOW TO

❶ 반무릎 자세로 앞다리를 90도로 구부려준다

❷ 한손으로 나무 봉을 잡아주고 몸통은 바르게 세워 유지한다.

❸ 앞쪽 무릎을 전방으로 밀어주며, 중심축인 발목관절이 최대한 배측 굴곡
되도록 천천히 체중을 실어 앞으로 기울여준다.

❹ 이때 앞발의 뒤꿈치가 지면에서 떨어지지 않도록 유지하며 동작을 반복
한다

NOTICE

· 정확한 발목가동성 확보를 위해 네 번째 발가락 앞에 나무봉을 위치한다.

· 무릎을 나무봉 바깥쪽으로 열어주며, 전방으로 밀어준다.

· 이 동작은 발바닥 아치(arch) 유지를 기반으로 하여 발목 가동성을 개선하기 위함이다.
지지면의 발바닥 고정에 집중하여야 한다.

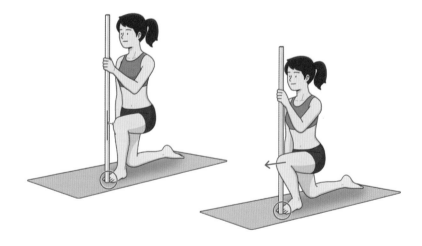

5

Squat Therapy
쪼 = 스

쪼=스 란?

대중들이 알고 있는 스쿼트는 무산소 운동 중 하체 근육을 강화하는데 탁월한 운동 동작이며, 대퇴사두근을 주된 근육으로 사용하고 있는 운동으로 알려져 있다. 그러나 이 동작은 인체의 구조적 형태를 기능적으로 움직여줘야만 하는 운동 동작으로써, 허리, 고관절, 무릎, 발목관절의 전체적 협응을 필요로 하는 통합적 움직임 동작이다. 그러므로 제대로 된 움직임을 수행하지 못하였을 때는 다양한 위험요소를 가지고 있기도 하다.

스쿼트 동작은 단순한 국소 부위의 발달만을 요하는 운동으로 생각할 수가 없으며, 스쿼트 동작 하나에 인체에서 많은 것을 필요로 하고, 많은 것을 얻을 수 있게 해주는 통합적 운동 동작이라고 할 수 있다.

스쿼트는 몇 년 전부터 하체 근육의 중요성이 부각되며 연령과 성별을 불문하고 인기 있는 운동 동작 중 하나로 꼽히기 시작하였다. 일명 "국민운동"이라 불리어도 과언이 아닐 정도로 말이다. 스쿼트는 여러 운동전문가들에 의한 동작 분석과 연구를 통해 다양한 접근 방식으로 적용되어 졌으며, 운동선수들의 근력 트레이닝과 일반

인들의 건강을 위한 운동으로 자리를 잡았다.

 필자는 앞서 강조한 바와 같이 **특정부위의 근육 발달을 위함이 아닌 원활하고 효율적인 쪼그려 앉기 자세를 위해** 인체의 통합적 움직임을 만들어내어 성별, 연령, 병력 사항들을 고려한 누구나 부담 없이 운동할 수 있는 Body Squat 동작으로 이 책의 제목인 쪼=스에 대해 설명하려 한다.

 * 특정부위 병변과, 각기 다른 신체구조에 따른 움직임은 고려를 필요로 한다.

배워 봐요(쪼=스)
"5가지 Tip"

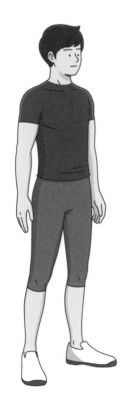

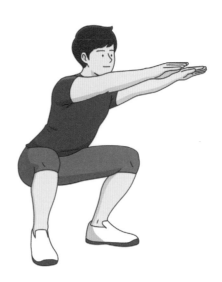

2-1 세팅(Setting)

● **발끝 각도**(3가지 Type 쪼=스에 따라 조절)

Type1: 15도, Type2: 30도, Type3: 5~10도

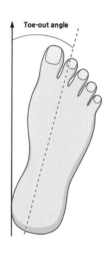

● **발바닥 3 Star**

'3 Star'란 발바닥 면에 고르게 힘을 실을 수 있는 기저면을 확보하기 위한 3개의 삼각 포인트 지점을 말한다. 견고하고 안전한 기능적 지지면을 만들어, 쪼=스 동작 시 지면 반발력Ground Reaction Force을 만들기 위함이다.

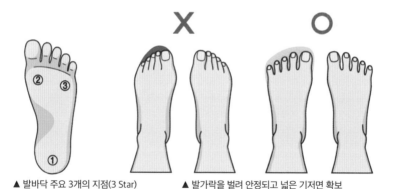

▲ 발바닥 주요 3개의 지점(3 Star)　　▲ 발가락을 벌려 안정되고 넓은 기저면 확보

● 골반 중립

　상, 하체를 연결하여 척추와 골반의 안정성을 기반으로(척추와 골
반의 이원화(분절) 통제) 강한 몸통Power House을 유지하여 인체의 효율
성이 있는 움직임과 협응력을 만들어낸다.

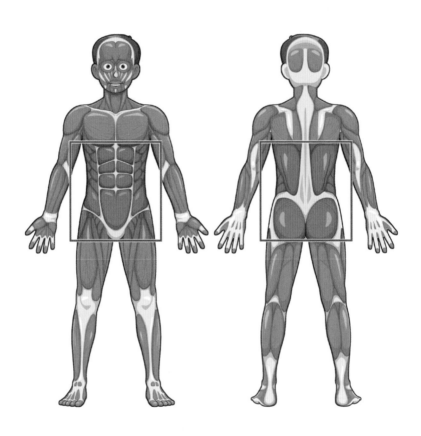

● **고관절 외회전(Hip Joint External rotation)**

* Type 3 쪼스에 해당됨

고관절에 강한 압력Tension 발생으로 무릎관절에 안정성 있는 각도 (Q-Angle)를 제공하여 원활한 수행기능Performance을 만들어 준다. 발바 닥의 이상적인 아치를 만들어내 지지면의 접지능력을 향상시켜 바 닥에서부터 다리, 고관절, 엉덩이로 연결되는 에너지의 원활한 흐름 을 만들 수 있는 원동력이 된다.

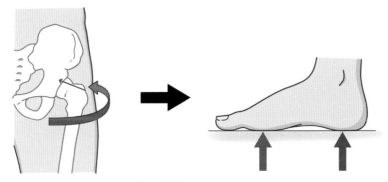

▲ 고관절의 외회전 토크(Torque: 힘의 회전 효과)는 하지의 안정성과 발바닥 지지면의 아치형성을 만들어낸다.

● **후면(근육) 사슬의 개입을 적극 활용하라**

경골 후면에 장력(물체에 걸리는 힘의 크기)을 형성하여 쪼=스 동작 시 무릎에서 발생하는 전단력(수평면 움직임에서 크기는 같으나 반대 방향으 로 작용하는 힘)을 최소화하여 무릎의 구조물인 ACL(전방십자인대)의 안 정성을 담당하고 동시에 압축력 또한 분산시키는 것을 목적으로 한 다. (신체 구조적 안정화 기능장치 장착)

후면(근육)사슬의 개입도를 극대화하기 위해 쪼=스 하단 동작 시 무릎은 발끝 범위를 넘지 않도록 통제한다.

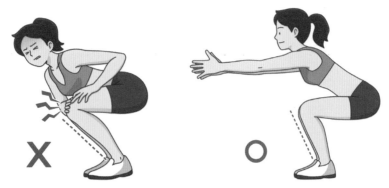

▲ 무릎의 통증을 없애려면 ⇨ 무릎은 발끝 범위를 넘지 않도록 한다.

2-2 하강 시 Key point

다리의 보폭은 각 개인의 관절가동성과 유연성에 따라 각기 다른 영향을 미치게 된다. 최초 어깨 넓이에서 시작하여 조정해보고, 발바닥의 안정성이 깨지거나 무너지지 않도록 쪼그려 앉기가 잘되는 편안한 상태를 찾아 보폭을 결정해 보자. (발끝의 각도는 쪼=스 Type1, 2, 3에 따라 선택한다)

건물을 안전하게 지지하는 기둥의 역할을 우리 인체에서는 발바닥이 담당한다 해도 과언이 아니다. 발바닥 아치의 무너짐은 스쿼트의 실패를 뜻한다. 그만큼 중요한 부분 중 하나이다. 원활한 쪼=스 동작을 수행하려면 무릎과 발끝 각도의 정렬Q-angle을 유지하고 하강하는 것도 중요하지만, 발바닥의 3 Star 유지에 집중하며 하강하는 것을 더욱 중요하게 생각해야 한다. 그만큼 발바닥의 아치 형성이 중요하다는 뜻이다. 또한, 고관절의 외회전Torque은 발바닥 아치를 형성하는데 기여하므로 절대로 간과해서는 안될 것이다.

① **상체와 하체가 연결되었다면(Power House 동원), 하체의 선(leading) 움직임으로 시작한다.**
  ❶ 고관절을 제일 먼저 움직여야 한다 (Hip Hinge First Start)
  ❷ 둔근을 살짝 뒤로 빼면서(Sit Back) 후면사슬(근육)의 개입을 유도한다.
    * 둔근, 햄스트링, 내전근 - 고관절을 펴주는(신전) 3총사

② **고관절을 얼마나 옆으로 벌릴(외전) 것인지는 발목 가동성에 달렸다.**

③ **Force Path(꼬리뼈 라인에서 힘이 가야하는 경로를 제시한다)**
  ❶ 뒤통수(후두부) - 등(흉추) - 꼬리뼈를 연결한다.
  ❷ 엉덩이 뒤 꼬리뼈에 무거운 추를 하나 달았다 상상하자. 천천히 엉덩이를 내밀며 추를 버티며 내려간다.

④ **무릎은 발끝 범위를 넘지 않도록 통제하고, 고관절을 접으며(Hip Hinge) 하강한다. (발목과 고관절의 움직임만 좋다면 무릎의 안정성은 2차 문제일 것이다.)**

⑤ **하강 시, 속도(Tempo)는 스쿼트에 있어 굉장히 중요하다. "3-1-2"**
  3초 하강(신장성 수축), 1초 하단 자세, 2초 상승(단축성 수축)

⑥ **"End Point" 까지 내려간다.**

참고 ▶ **"End Point의 2가지 표현"**

① 바지 주름과 아랫배 피부가 맞닿는 부분
② 허벅지 앞 근육(대퇴사두근)에 가장 위쪽 근육의 최대 힘이 들어가는 지점

2-3 상승 시 Key point

상체와 하체가 잘 연결되어 있는 몸통을 유지하며, 완벽하게 접지되어 있는 발바닥을 시작으로 고관절과 가슴을 동시에 펴주며 상승한다.

엉덩이를 수직선상Hip Drive Up으로 올린다고 생각하고, 정강이가 앞쪽으로 밀리지 않도록 중력방향을 향해 고정하여 상승한다.

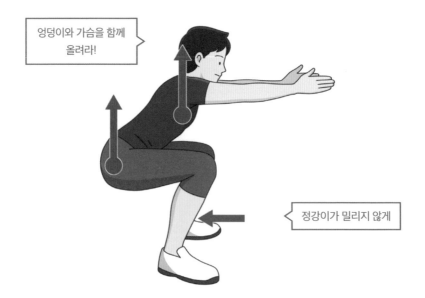

엉덩이와 가슴을 함께 올려라!

정강이가 밀리지 않게

3

나에게 맞는 쪼=스 찾아보기
(3가지 Type 쪼=스)

쪼=스(3 Type Option)

1) 쪼=스 Type(1) Basic
　　　　　　　"가장 기본이 되는"

2) 쪼=스 Type(2) Hip Joint Activation
　　　　　　　"고관절의 활성도를 높인"

3) 쪼=스 Type(3) CFS(Combining Flexibility, Stability)
　　　　　　　"유연성과 안정성을 결합한"

"나의 체형/골반의 움직임 & 위치 /코어"

마스터가 됐다면 !

이제 쪼=스를 해보자!

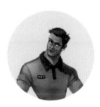

Let's Start !

3-1 쪼=스(공통 사항)

1) 발끝 각도와 무릎 정렬(3가지 Type 쪼=스에 따라 조절)

무릎과 엉덩이를 안정적으로 유지할 수 있도록 발끝 각도와 무릎을 정렬한다.

⇨ Type1: 15도, Type2: 30도, Type3: 5~10도

2) 발바닥 3 Star

발의 위치가 정해지면 엄지발가락, 새끼발가락, 발뒤꿈치의 3가지 접점3 Star을 발에 설정한다. 바닥에서 체중은 발의 세 접촉점에 고르게 분산되어야 하기 때문이다.

3) 골반 중립

코어를 잡고 상, 하체를 연결하여 안정성과 힘을 지닌 움직임을 만들어내야 한다.

⇨ 몸통라인 연결 : 뒤통수(후두부) - 등(흉추) - 꼬리뼈

4) Force path(힘의 경로)

엉덩이 뒤 꼬리뼈에 무거운 추 하나를 달았다고 상상하자. 천천히 엉덩이를 내밀며 추를 버티며 내려간다.

5) 후면(근육)사슬 근육의 개입을 적극 활용하라!

3가지 Type의 쪼=스는 고관절 접기_{Hip Hinge}로 시작하여 엉덩이를 뒤로, 가슴을 앞으로 밀어서 후방 사슬(근육)을 연결한다. 신체 구조적 안정장치 장착(무릎의 전단력과 압축력을 고려하자!)

6) End Point

하강 시 받아주는 근육의 끝 지점을 파악하여 어디까지 앉아야 할 것인지를 결정한다.

7) 팔의 위치

몸통을 똑바로 유지할 수 있도록 하강 시 팔을 뻗는다. 팔을 지면과 평행하게 유지하는 것을 목표로 한다.

8) 상체 기울기

체중 스쿼트_{Body Squat}는 고관절_{Hip Hinge}을 사용하여 제대로 움직이는 방법을 알려준다. 상체 각도를 30~45도 기울여 주면 후면사슬(근육)의 개입을 높여주어 고관절 주변근육들의 협응력이 발휘되며, 동작 수행 시 무릎의 안정성과 극대화된 힘과 기술을 사용할 수 있다.

3-2 쪼=스 Type 1 (BASIC)

　　3가지 Type의 쪼=스 중 가장 보편적인 발의 넓이와 발끝의 각도를 유지하며 수행하는 쪼=스 동작으로서, 3가지 Type 중 대퇴사두근의 개입도가 가장 크며, 신체의 특별한 상해 및 관절가동 범위의 제한이 없는 경우에 선택하여 실행해 볼 수 있는 기본 형태의 쪼=스이다.

HOW TO

❶ 똑바로 선 자세에서 어깨 견봉(어깨에서 볼록 튀어나온 부분)과 안쪽 복숭아뼈가 수직이 되도록 다리를 벌린다. ⇨ 발끝 각도 : 15도

❷ 고관절을 제일 먼저 움직이며, 엉덩이를 살짝 뒤로 빼면서 3초 동안 하강한다.

　＊엉덩이 뒤 꼬리뼈에 무거운 추를 달았다고 상상하며, 천천히 엉덩이를 내밀고 추를 버티며 내려간다.

❸ 몸통을 똑바로 유지할 수 있도록 하강 시 팔을 앞으로 뻗는다.

❹ 하강 시 무릎과 발가락 위치는 2번(검지) 발가락과 무릎 중앙(경골조면)이 수직이 되도록 한다.

❺ 하강 자세에서 1초 머무른 후, 2초 동안 천천히 일어서며 팔을 내린다.

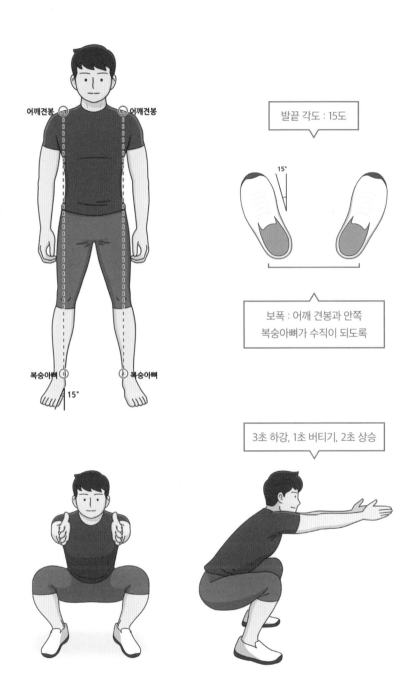

발끝 각도 : 15도

15°

보폭 : 어깨 견봉과 안쪽
복숭아뼈가 수직이 되도록

어깨견봉

어깨견봉

복숭아뼈

복숭아뼈

15°

3초 하강, 1초 버티기, 2초 상승

3-3 쪼=스 Type 2 (HIP JOINT ACTIVATION)

┗, 고관절 신전 시(상승) 대내전근의 동원으로 강력하고
효율성 있는 움직임을 만들어 줄 수 있는 동작

고관절의 움직임을 활성화시켜 주어야 하며, 고관절의 움직임 제한 및 대내전근의 긴장도가 높은 대상자들에게 도전적인 목표가 될 수 있는 동작이다. 수행 동작이 잘 실행되는 대상에게는 넓은 기저면을 얻을 수 있는 것은 물론, 골반 컨트롤과 가동성 또한 최대 범주까지 필요하지 않아 부담이 덜한 방식의 쪼=스이다.

HOW TO

❶ 똑바로 선 자세에서 어깨 바깥쪽과 안쪽 복숭아뼈가 수직이 되도록 다리를 벌린다. ⇨ 발끝 각도 : 30도

❷ 고관절을 제일 먼저 움직이며, 엉덩이를 살짝 뒤로 빼면서 3초 동안 하강한다.

   * 엉덩이 뒤 꼬리뼈에 무거운 추를 달았다고 상상하며, 천천히 엉덩이를 내밀고 추를 버티며 내려간다.

❸ 몸통을 똑바로 유지할 수 있도록 하강 시 팔을 앞으로 뻗는다.

❹ 하강 시 무릎과 발가락 위치는 2번(검지), 3번(중지) 발가락 사이와 무릎 중앙(경골조면)이 수직이 되도록 한다.

❺ 하강 자세에서 1초 머무른 후, 2초 동안 천천히 일어서며 팔을 내린다.

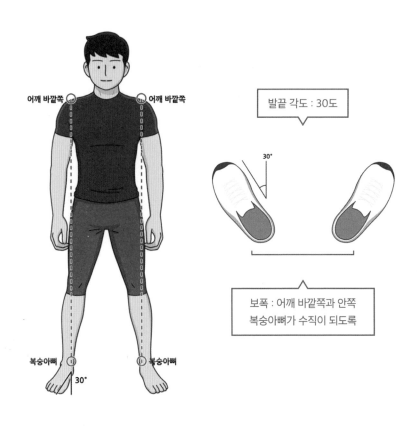

어깨 바깥쪽　　　어깨 바깥쪽

발끝 각도 : 30도

30°

복숭아뼈　　　복숭아뼈

30°

보폭 : 어깨 바깥쪽과 안쪽
복숭아뼈가 수직이 되도록

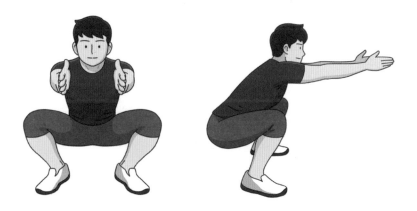

3-4 쪼=스 Type 3 [CFS(COMBINING FLEXIBILITY, STABILITY)]

ㄴ, 고관절을 바깥으로 돌리면서 회전력을 만들어주는 동작

고관절을 바깥쪽으로 돌리면 고관절에 스프링과 같은 탄성이 만들어지고, 이 탄성은 쪼=스를 하는 동안 무릎이 가장 이상적인 정렬을 따라 움직이도록 해준다. 올바른 하단 자세를 얻기 위해서는 고관절의 바깥 벌림(외전)을 통해 고관절, 무릎의 안정성 확보와 안정된 발바닥 기저면을 만들어 내야 한다.

HOW TO

❶ 똑바로 선 자세에서 어깨 견봉(어깨에서 볼록 튀어나온 부분)과 안쪽 복숭아뼈가 수직이 되도록 다리를 벌린다. ⇨ 발끝 각도 : 5~10도

❷ 고관절을 먼저 움직이며, 엉덩이를 뒤로 빼면서 3초 동안 하강한다.

❸ 고관절 주변 근육은 조이고 무릎은 양옆 바깥쪽으로 밀어내며 앉는다.

❹ 몸통을 똑바로 유지할 수 있도록 하강 시 팔을 앞으로 뻗는다.

❺ 하강 시 무릎과 발가락 위치는 5번(소지) 발가락과 무릎 중앙(경골조면)이 수직을 유지하도록 고관절을 바깥 방향으로 벌려준다.

❻ 하강 자세에서 1초 머무른 후, 2초 동안 천천히 일어서며 팔을 내린다.

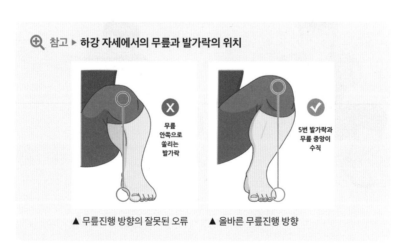

🔍 참고 ▶ **하강 자세에서의 무릎과 발가락의 위치**

❌
무릎
안쪽으로
쏠리는
발가락

✔️
5번 발가락과
무릎 중앙이
수직

▲ 무릎진행 방향의 잘못된 오류　　▲ 올바른 무릎진행 방향

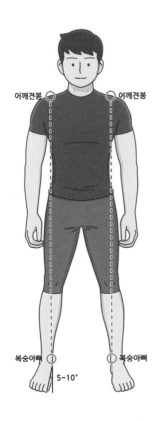

어깨견봉 어깨견봉

복숭아뼈 복숭아뼈

5~10°

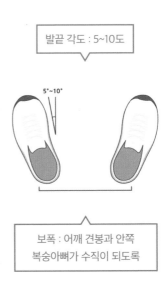

발끝 각도 : 5~10도

5°~10°

보폭 : 어깨 견봉과 안쪽
복숭아뼈가 수직이 되도록

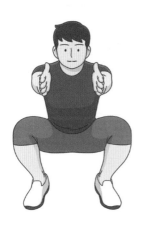

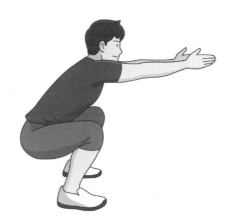

⊕ 참고 ▶ 고관절 외회전(Hip Joint External Rotation)

고관절 주변 근육은 조이고 무릎은 양옆 바깥쪽으로(고관절 외전) 밀어내며, 고관절의 앉기 자세가 동시에 이루어 져야 하며 엄지발가락은 땅에서 떨어지지 않게 유지해야 한다. 그래야만 이상적인 발바닥 아치를 만들어 낼 수 있다.

발의 자세가 개선되면, 다른 움직임에서 나타나는 많은 문제들도 자연스레 해결될 것이다. 이전보다 안정적인 기반에서 움직이기 때문에 통증은 줄어들고 수행능력(Performance)은 월등이 좋아질 것이다.

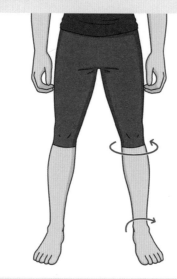

▲ 준비자세(Standing Posture)

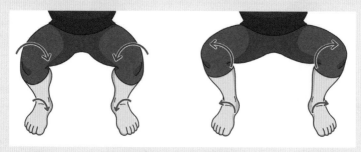

▲ 하단자세(Bottom Posture)

―――――――――― ● Summary ● ――――――――――

" Choose Your Squat Toe Angle "

(당신의 스쿼트 발끝 각도를 선택하세요)

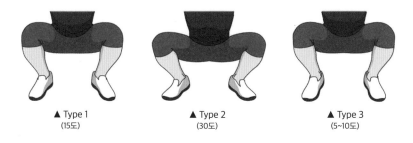

▲ Type 1   ▲ Type 2   ▲ Type 3
(15도)   (30도)   (5~10도)

1) 하강 시 무릎이 발끝 범위를 넘지 않도록 통제하여 후면(근육)사슬 개입도를 높

여라! ⇨ "무릎의 안정성 확보"

2) 엄지발가락을 지지하라(눌러라)! ⇨ "발바닥 아치(Arch)형성 "

3) 뒤통수(후두부) - 등(흉추) - 꼬리뼈를 연결한 3지점에 집중해라!

⇨ "이것이 척추의 중립이다"

4) 어떤 코어를 사용할지 결정해라!

⇨ "Abdominal Hollowing", "Abdominal Bracing"

5) 힘이 경로 & 하강 동작의 끝 지점(End Point)을 파악해라!

⇨ "어디까지 앉아야 되나?"

6) 이러한 정렬과 움직임이 더욱 큰 힘을 만들어 낼 수 있다!

⇨ "효율적 에너지의 발생과 전달 작용"

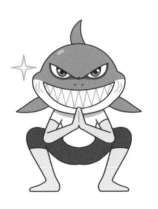

쪼=스 Solution
단계별 운동접근
(Step by Step Training)

스승님과의 만남

처음 트레이너 생활을 시작할 때만 해도 대학에서의 학과수업 외에는 운동과 관련된 학습이나 트레이닝과 관련된 테크닉과 이론적인 교육을 배울 수 있는 곳은 전혀 없었다. 현재는 외부 사설 교육기관들과 많은 운동전문가들의 SNS를 통해 다양한 운동 컨텐츠를 쉽고 빠르게 접할 수 있게 되었다.

약 20년 전 대기업에서 운영하는 스포츠센터에 입사를 하게 되었을 때였다. 바로 그때 지금의 스승님이신 권오영 마스터KWONS를 처음 만나게 되었다. 그때의 스승님의 모습은 너무도 평범한 동네 아저씨 같은 느낌의 모습이었고, 운동과는 크게 매치가 되어 보이지 않는 평범함 그 자체였다. 그는 본인의 소개를 다음과 같이 하였다.

" 전 트레이너를 트레이닝하는 트레이너입니다 "

이것이 스승님과의 첫 만남이었다.

그 당시 운동 관련 업종에서는 일정 나이가 들어 업무 능력에 인정을 받고 직급이 올라가 관리자가 되면 센터의 운영 관리를 전담하는 것이 가장 일반적인 단계를 밟아 나가는 것이었다. 그러나 스승님은 이러한 일반적인 단계가 전부가 아닌, 현장에서의 직군을 만들어 내려 했다.

자신의 제자들에게 전문성을 가질 수 있는 마인드와 스승님만의 트레이닝 기술을 전수하여 제자들에게 새로운 직업을 만들어 주려 하였다. 이러한 기회와 가르침이 없었다면 아마도 필자는 트레이닝 관련 일을 지금까지 이어오지 못하였을 것이다.

그때 배웠던 많은 가르침들을 전부 다 이야기 할 수는 없지만. 스승님에게 교육을 받으며, 트레이닝에 관련된 모든 내용들을 기록하려 했다. 그때의 필기 노트만 해도 7권 정도나 된다. 아무도 알아볼 수 없는 글씨체와 중요하게 생각하지 않을 낡은 노트이지만 나에겐 특별하고, 소중한 노트이다. 여러 번의 이사와 짐 정리를 통해 정리해야 할 물건들이 많았지만, 필자는 이 노트를 버리지 못한다. 그 어떤 교육 자료와 전문 서적들보다도 나에게는 소중한 추억, 그때의 열정과 노력, 다른 이에게 배울 수 없었던 스승님KWONS 만의 운동 철학이 이 낡은 노트에 한편에 영화처럼 그려지고 있기 때문이다.

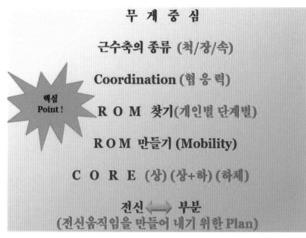

▲ 과거 필자의 노트에 적혀 있던 내용 중 권오영 마스터 트레이너가 강조했던
핵심내용들 중 하나(전신과 부분, 부분에서 전신으로)

"전신과 부분, 부분에서 전신으로" 아마도 굉장히 생소한 느낌의
글일 것이다.

"나무만 보지 말고, 숲 전체를 바라 보아라" 아마 이 말은 많이 들
어봤을 것이다. 이것을 운동에 대비하여 해석하자면 다음과 같다.

"움직임에 있어 특정 부위의 근육과 관절만을 생각하지 말고, 신
체 전체의 움직임의 흐름을 파악하여 하나의 완성된 움직임을 만들
어 내라, 그리고 인체 하나하나의 움직임 요소들에 대해 깊이 생각
하고 고민하라"

사람에 따라 다른 해석들을 할 수 있을 것이다. 하지만 이 짧은 글이 이야기하고자 하는 뜻의 의미는 아마 동일하지 않을까 하는 생각을 해본다.

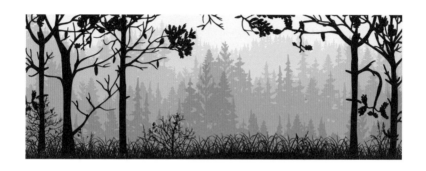

우리 인체는 하나의 연결고리로 빈틈없이 연결되어 있는 유기체적 몸을 가지고 있다. 하나의 관절의 움직임 제한과 서로 다른 편차의 근육의 길이가 우리에 몸을 불균형한 상태로 만들어 버린다. 불균형한 나의 몸은 매일매일 스스로가 합리화되어, 통증과 불편함을 당연한 듯 받아들이며 살게 된다.

우리의 몸은 서로 연결된 조직들 중 근육과 관절에 도움을 요청하고 인근 관절과 근육에 "보상 작용"이 발생하여, 담당하고 있는 관절과 근육이 해야 하는 일들을 제대로 이행하지 못하게 되며, 그와 연결되어 있는 인근 관절과 반대쪽 근육(길항 작용)이 주가 되어 담당해야 하는 관절을 대신하여 대행 역할을 하게 된다. 그렇게 몇개월 또는 몇년이 지나면, 몸은 이러한 환경에 길들여지고 맞추어져 본래의 움직임을 찾아볼 수 없게 되어 현 상황에 적합한 스스로의 움직임을 만들어 내게 된다.

그래서 우리는 제대로 된 움직임을 찾아내고, 만들어서, 기억해야 하는 일들을 꼭 해야만 하는 것이다. 관절의 기능과 근육의 불균형을 찾아 개선할 수 있도록 분석하여 평가하는 장비와 기술들이 현재 우리사회에 많이 발전되어 있다. 하지만 특정 장비의 도움을 받지 않고도 맨몸 쪼=스 동작을 통한 몸의 불균형 상태와 관절 가동성 제한을 찾아낼 수 있는 눈과 능력을 키울 필요성이 있다. 이는 사람이 할 수 있는 능력치를 절대 벗어난 것이 아니다. 쪼=스를 통한 움직임의 분석은 분명 전신협응 능력에 대한 정확한 피드백을 줄 수 있을 것이다.

이것은 움직임 동작 하나에 전체의 협응된 움직임을 필요로 한다는 것을 거꾸로 증명하고 있다. 이러한 움직임 분석을 통하여 관절 및 근육들의 스트레스와 제대로 이행되지 못하고 있는 부분적 조직들의 문제점을 찾아 개선할 수 있으며, 통합적 움직임과 올바른 자세에 대한 인지능력을 만들어 낼 수 있다. 이것이 바로 전신의 움직임을 통하여 부분적 문제점을 파악하고, 부분적 움직임의 개선을 통하여 전신의 움직임 즉, 통합적 자세 융합을 만들어 낼 수 있다는 것이다.

"전신과 부분, 부분에서 전신" 이렇게 심오하고 깊은 뜻을 지닌 말이라는 것을 이 책을 집필하면서 다시 한번 생각해 본다.

단계별 운동 접근
(Step By Step Training)

사람들은 서로 다른 얼굴, 성격, 환경, 좋아하는 음식, 여가 생활, 직업 등, 모두 다른 모습과 기호를 가지고 살아가고 있다. 그러므로 운동지도에 있어 빼놓아서는 안 될 가장 중요하다고 할 수 있는 문진(상담)에서는 연령, 성별, 선천적 신체구조, 병력사항, 가족력, 생활 유형(후천적 환경변화), 취미, 선호하는 운동 유형, 운동가능 시간, 수분 섭취 등등 각자의 다른 환경과 생활, 기호를 모두 기록하고, 이를 운동에 참고하여 반영하고 있다. 그래야만 건강관련 업종에서 요즘 많이들 이야기하는 '개인 맞춤형'이 가능하기 때문이다.

이렇게 서로가 다른 인간이기에, 특정 운동 동작을 정형화하여 지도한다는 것은 사실상 불가능하다. 인간은 제조 공장의 자동화 기계가 찍어내는 물건이 아니기에 모두가 똑같은 형태의 동작을 만들어 낼 수 없으며, 운동 지도 또한 똑같은 운동 계획으로 접근하여 지도할 수는 없다. 물론 뛰어난 운동 능력과 동작에 대한 높은 이해도를 가지고 있어, 빠르게 운동 습득을 하는 사람들도 있다. 하지만 속은 비고, 겉은 단단한 경우가 될 수도 있지 않을까? 그러므로 속부터 단단하게 채워 나아 갈수 있도록 하는 것이 좋다.

지금부터 단계별 운동을 통하여 원활한 움직임을 위해 쓰여야 하는 주요 관절과 근육들의 움직임을 이해하고, 인지하여 나에게 맞는 효율성 높은 쪼=스 동작을 완성시켜 보도록 하자.

2-1 Step By Step Training 1 :
고관절 움직임 익히기(Learn Hip Movements)

#1 : 벽에 엉덩이 닿기(Wall Butt Taps)
⇨ 고관절의 선(First)동원 능력 및 척추중립의 인지능력 향상을 위한 동작

HOW TO

❶ 벽면에 등을 보이고 어깨 넓이로 서서 자신의 발하나 간격으로 나와 준비한다.

❷ 엉덩이가 벽면에 닿을 때(Touch) 까지 고관절을 접어 뒤로 빼준다.

❸ 다시 처음 자세로 되돌아가 10~15회 실시한다.

NOTICE

• 상체 각도에 너무 신경 쓰지 않아도 된다. 상체 각도가 45도 이상 기울어져도 괜찮다.

• 오직 척추 중립자세를 유지하며, 고관절 움직임의 선(First)동원이 잘될 수 있도록 접어주는 것에만 신경을 쓴다.

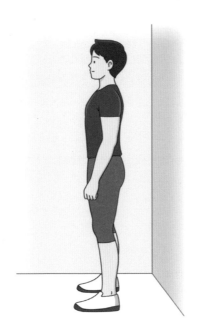

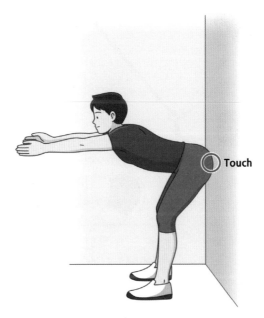

Touch

#2 : TRX를 이용한 고관절 접기(Hip Hinge Patterning)
⇨ 보조 장비를 이용해 보다 안정적으로 고관절 접기 동작 연습하기 (1)

HOW TO

❶ TRX를 자신의 골반높이 위치에서 잡고 어깨 넓이로 서서 준비한다.
❷ TRX를 잡은 양손과 엉덩이가 서로 멀어지도록 고관절을 접어준다.
❸ 다시 처음 자세로 되돌아가 10~15회 실시한다.

NOTICE

• 척추와 골반의 이원화(분리 현상)가 일어나지 않도록 주의한다.
• 동작 시 무게중심선상(발바닥 중앙)에서 이탈되지 않도록 주의한다.
• 척추의 안정성을 기반으로 고관절과 슬관절의 움직임을 가져간다.

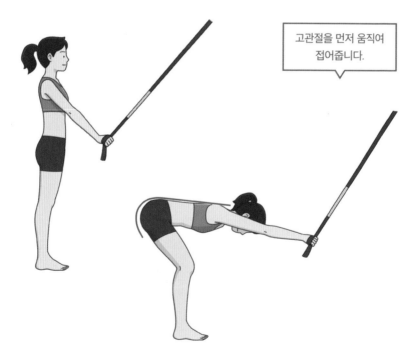

고관절을 먼저 움직여
접어줍니다.

#3 : 의자 스쿼트 Chair Squat
⇨ 보조 장비를 이용해 보다 안정적으로 고관절 접기 동작 연습하기 (2)

HOW TO

❶ 무게 중심을 발바닥 중앙에 두고 선다.

❷ 엉덩이를 천천히(감속) 의자 방향으로 밀면서 내려(하강)간다.

❸ 의자에 엉덩이가 닿기 전 계란판 위에 앉는다는 이미지 트레이닝을 하며 계란이 깨지지 않도록 천천히 의자에 앉았다가 다시 처음 자세로 돌아온다.

NOTICE

• 고관절과 슬관절의 움직임이 일어나는 하강 움직임 구간에서 스스로가 가속과 감속을 설정하여 신체 근육조절 능력(신장성 조절)을 발휘한다. 이로 인해 더 큰 안정성과 효율성 높은 근육 자극을 만들어 낼 수 있다.

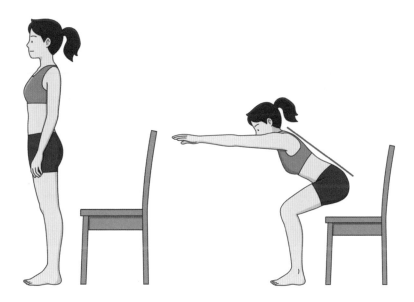

HOW TO

❶ 저항도구(케이블 또는 밴드)가 설치된 반대 방향으로 서서, 다리 사이에 손
  으로 저항도구를 잡는다.

❷ 저항도구의 저항력이 발생할 수 있도록 앞으로 3~4보 가량 나아가 어깨
  넓이로 선다.

❸ 척추의 중립을 유지하고 상체와 지면이 45도 각도를 이룰 때까지 고관절
  을 접어주며, 엉덩이를 뒤로 밀어준다.

❹ 햄스트링이 최대로 늘어났다는 것을 느끼면 다시 처음 자세(상승)로 돌아
  갈 수 있도록 엉덩이를 밀어 넣으며 상체를 세워 일어선다.

NOTICE

• 발바닥(Mid foot)의 무게중심과 고관절 접기(Hip Hinge), 체간 안정에 집중하며 10~15회
  실시한다.

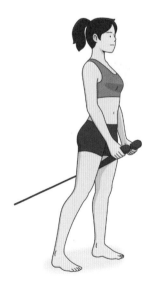

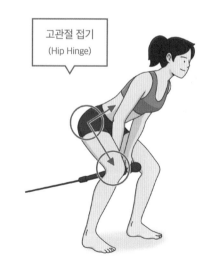

고관절 접기
(Hip Hinge)

#5-1 : 2 Step 고관절 접기 ① - 무릎 꿇고 고관절 접고/펴기(Kneeling Squat)
⇨ 척추의 중립을 유지하며, 고관절을 움직이는 것이 이 동작의 핵심

HOW TO

❶ 무릎을 꿇은 자세에서 고관절을 최초로 접어주며, 발뒤꿈치 방향으로 엉덩이를 이동시킨다.

❷ 앞으로 기울어지는 몸통을 유지하기 위해 코어에 집중한다.

❸ 처음 자세로 돌아가기 위해 엉덩이를 밀어주며 고관절을 펴준다.

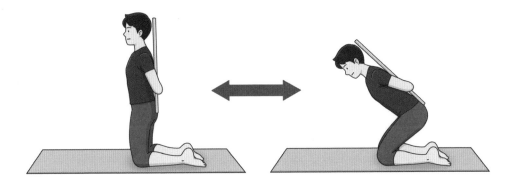

⊕ 참고 ▶ **Body Kneeling Squat**

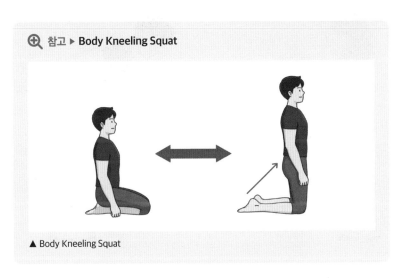

▲ Body Kneeling Squat

HOW TO

❶ 서 있는 자세에서 나무봉을 이용하여 척추의 일원화(뒤통수-등-꼬리뼈)를 유지한다.

❷ 고관절 접기와 펴기를 실시한다.

NOTICE

- 하강 시(고관절을 접을 때) 발바닥에 무게중심을 인지하고, 고관절과 슬관절이 움직여지는 구간에 적절한 감속을 설정하여 안정적인 자세로 움직임을 가져간다.
- 상승 시 발바닥에 느껴지는 힘을 기반으로 올라가며, 그 힘을 엉덩이와 코어에 연결할 수 있도록 한다.

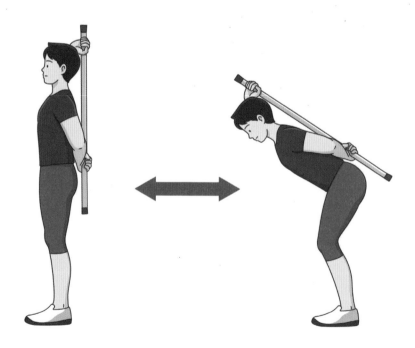

#6 : 한발로 앉으며 반대쪽 발뒤꿈치 닿기(Single Leg Step Down - Heel Touch)
⇨ 신장성 근육 수축의 인지능력 향상과 능동적인 고관절/무릎/발바닥 안정화

HOW TO

❶ 높이가 약 25cm 정도 되는 박스 위에 한발로 선다.

❷ 팔을 어깨 높이로 올려 앞으로 곧게 펴준다.

❸ 고관절을 접어주며 한쪽 발뒤꿈치가 살짝 닿을 때까지 천천히 내려간다.

❹ 다시 처음 자세로 돌아와 15회 반복 실시한다.

NOTICE

· 하강 시 무릎이 안쪽으로 치우치지 않도록 주의한다.

· 얇은 얼음 위에 뒤꿈치를 가볍게 터치한다고 생각하고 얼음이 깨지지 않을 정도로 움직임을 감속하며 실시한다.

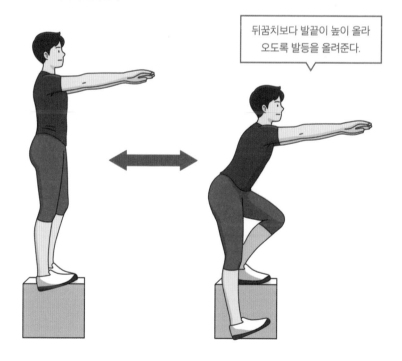

뒤꿈치보다 발끝이 높이 올라오도록 발등을 올려준다.

2-2. Step By Step Training 2 :
고관절/무릎/발바닥 안정화 (Stabilization Exercise)

공통 사항

- 중심축이 되는 다리는 앞다리여야 한다.
- 체중의 약 80%를 앞다리, 20%를 뒷다리에 싣는다.
- 무릎이 내측으로 치우치지 않게 주의한다.
- 발끝 각도(해부학적 자세 약 5~10도 가량 벌린다.)

#1 : 앞으로 기울인 런지 ① Forward lean Lunge(Split Stance)
⇨ 불안정성 자세를 의도적으로 만들어 자신의 관절 수용기의 스위치를 작동시켜 몸통과 하지(고관절/무릎/발바닥)의 안정성을 인지하며 실시

HOW TO

❶ 4kg 저항도구를 들고 자신의 주먹 한 개 정도 간격으로 발을 위치하고 선다.

❷ 저항도구를 잡고 있는 쪽 발을 후방 지면에 길게 뻗어(Split Stance) 고관절을 접어준다. 이때, 상체 각도를 45도 기울여 머리부터 발뒤꿈치까지 직렬로 연결될 수 있도록 등과 척추를 똑바로 펴고 유지한다.

❸ 다리의 무게 분산은 앞발 80%, 뒷발 20%의 체중을 싣는다.

❹ 현 자세를 20초 유지하고, 처음 자세로 돌아가 반대편도 동일하게 실시한다.

NOTICE

- 지면과 발바닥이 안정적(3 Star)으로 유지될 수 있도록 집중한다.
- 무릎이 안쪽으로 치우치지 않도록 주의한다.

- 골반이 위로 올라가지 않도록 골반 기울기에 신경 쓴다. (수평유지)
- 저항도구는 케틀벨(Kettlebell) 또는 덤벨(Dumbell)을 사용하며, 처음부터 무거운 중량을 사용하지 않도록 한다.

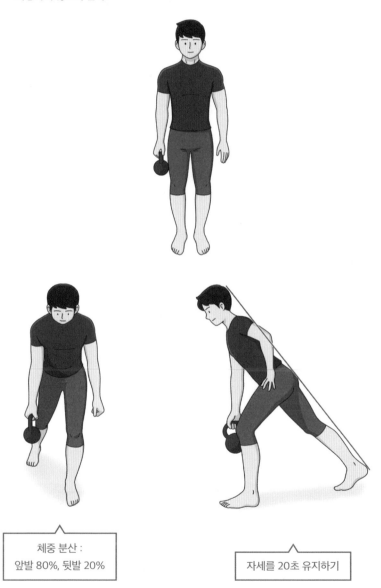

체중 분산 :
앞발 80%, 뒷발 20%

자세를 20초 유지하기

HOW TO

❶ 자신의 주먹 한 개 정도 간격으로 발을 위치하고 선다

❷ 한발을 뒤로 디뎌 상체 기울기가 45도가 되도록 고관절을 접어준다.

❸ 다리의 체중 분산은 앞발 90% 뒷발 10%의 체중을 싣는다.

❹ 현 자세를 유지하고, 뒷다리의 무릎을 90도 접어(굴곡)준다.

❺ 90도 접어준 뒷다리의 발끝을 20회 접었다 폈다 반복하며 바닥을 터치한다.

❻ 처음 자세로 돌아가 반대편도 동일하게 실시한다.

NOTICE

• 얇은 얼음 위를 발끝으로 터치한다고 생각하고, 그 얼음이 깨지지 않을 정도로 가볍게 발가락 터치(Toe Taps)를 한다.

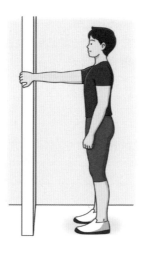

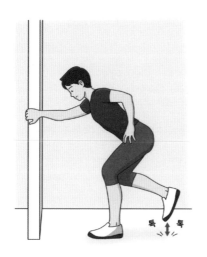

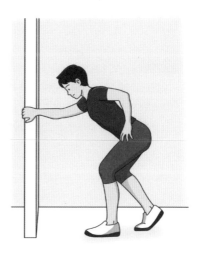

체중 분산 :
앞발 90%, 뒷발 10%

90도 접어준 뒷다리의
발끝을 20회 톡톡

#3 : 한발 데드리프트(Single Leg Dead Lift)

⇨ 좌우 불균형 상태의 깨짐을 유도한 안정화 운동 동작, 불안정 지면에서의 고관절 접기능력과 균형감각 향상을 목표로 실시

HOW TO

● (보조도구 사용) 폼롤러 / 등받이 의자

❶ 자신의 주먹 한 개 정도 간격으로 발을 위치하고 선다.

❷ 한발 서기 상태를 진행하기 위해 지지하고 있는 반대쪽 다리를 까치발로 세워준다.

❸ 골반을 중립으로 위치하고 복부에 힘을 주어 한쪽 다리를 뻗어 상체 각도 가 최대 90도가 될 수 있도록 고관절과 무릎을 접어준다.

❹ 처음 자세로 돌아가 15회 반복 후 반대편도 동일하게 실시한다.

NOTICE

· 후방으로 뻗어주는 발의 무릎이 구부러지지 않도록 주의한다.

· 머리부터 발뒤꿈치까지 직렬 자세를 유지한다.

· 하강 자세와 상승 자세에서 골반의 좌/우 틀어짐(비대칭)이 발생되지 않도록 주의한다.

● 폼롤러를 이용한 한발 데드리프트

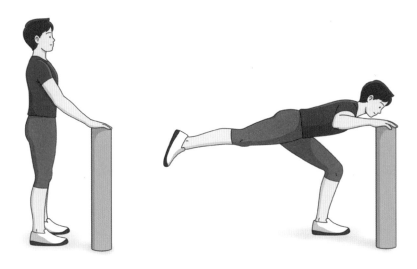

● 등받이 의자를 이용한 한발 데드리프트

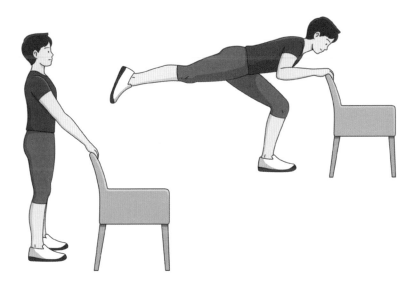

⇨ 한발 서기 동작에서 발바닥부터 고관절에 안정화 상태를 인지하며, 척추의 분절이
일어나지 않도록 유지하고 짧은 가동범위의 고관절 접기를 수행하는 운동

HOW TO

❶ 자신의 주먹 한 개 정도 간격으로 발을 위치하고 선다

❷ 한발 서기 상태를 진행하기 위해 지지하고 있는 반대쪽 다리의 무릎을
90도 접어준다.

❸ 중심축 다리의 반대편 손이 중심축 다리의 무릎을 터치할 수 있도록 고관
절을 접어주며 상체를 45도 가량 기울여 준다.

❹ 처음 자세로 돌아와(90도 무릎이 굴곡 된 상태 유지) 15회 반복 후 반대편도
동일하게 실시한다.

NOTICE

• 하강 자세와 상승 자세에서 골반의 틀어짐이(비대칭) 발생되지 않도록 주의 한다.

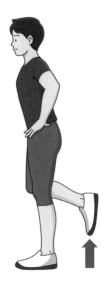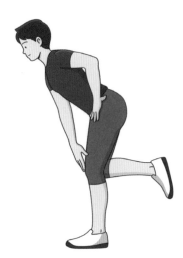

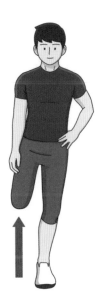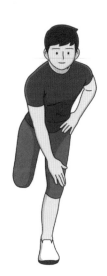

HOW TO

● **(보조도구 사용) 폼롤러**

❶ 자신의 주먹 한 개 정도 간격으로 발을 위치하고 선다

❷ 척추와 골반을 바르게 정렬한 후 한손은 골반에 한손은 폼롤러에 올려 놓
는다.

❸ 한쪽 발을 후방 지면에 길게 뻗어 고관절을 접어준다. 이때, 상체 각도를
45도 기울여 머리부터 발뒤꿈치까지 직렬로 연결될 수 있도록 등과 척추
를 똑바로 펴고 유지한다.

❹ 다리의 무게 분산은 앞발 80% 뒷발 20%의 체중을 싣는다.

❺ 처음 자세로 돌아가 15회 반복 후 반대편도 동일하게 실시한다.

NOTICE

• 허벅지 앞쪽(대퇴직근)의 상부 근육과 엉덩이(둔근), 허벅지 뒤쪽(햄스트링) 근육이 적절하
게 잘 협응되는 지를 체크한다.

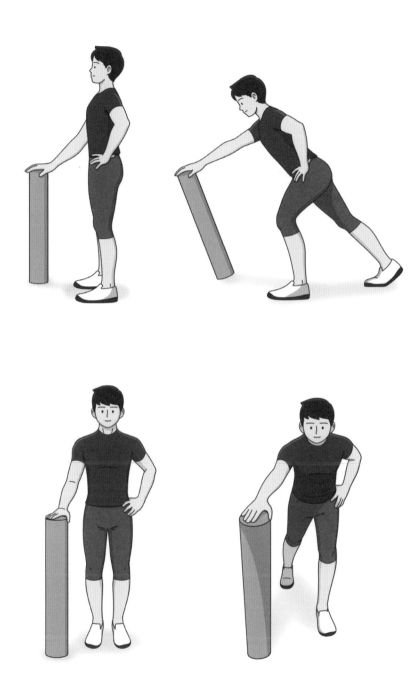

#6 : 뒷다리 미끄러지며 고관절 접기(Sliding Disc Activate lunge)
⇨ 고관절 안정화 및 Hip Hinge 기능 활성화를 향상시키기 위한 운동 동작

HOW TO

● (보조도구 사용) Sliding Disc 또는 수건

❶ 자신의 주먹 한 개 정도 간격으로 발을 위치하고 선다

❷ 중심축 다리의 반대편 발에 Sliding Disc(또는 수건)를 올려놓는다.

❸ 척추와 골반을 바르게 정렬한 후 양손을 골반에 올려놓고 한쪽 발을 후방으로 길게 뻗어 고관절을 접어준다. 이때, 상체 각도를 45도 기울여 머리부터 발뒤꿈치까지 직렬로 연결될 수 있도록 등과 척추를 똑바로 펴고 유지한다.

❹ 다리의 무게 분산은 앞발 80% 뒷발 20%의 체중을 싣는다.

❺ 처음 자세로 돌아가 15회 반복 후 반대편도 동일하게 실시한다.

NOTICE

· Sliding Disc를 후방으로 밀어줄 때 과도하게 많이 밀어 상체의 허리각도가 과신전이 되지 않도록 주의한다.

· 허벅지 앞쪽(대퇴직근)의 상부근육과 엉덩이(둔근), 허벅지 뒤쪽(햄스트링) 근육이 적절하게 잘 협응되는 지를 체크한다.

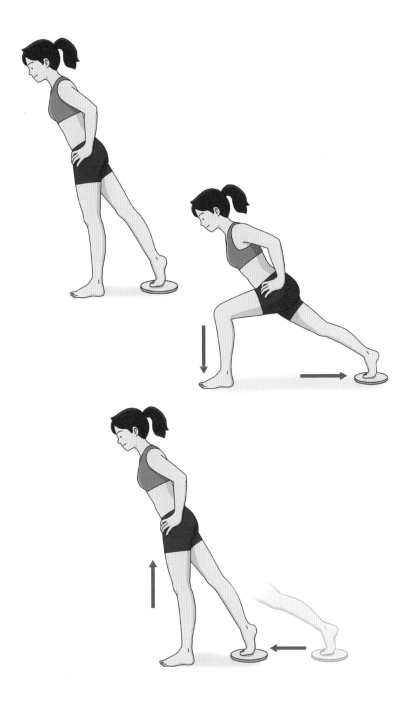

#7 : 밴드를 이용한 고관절 안정화 운동 ① (Touch toe side ways)
⇨ 고관절/무릎/발바닥 안정성 및 외전/ 외회전 기능 강화

HOW TO

● **(보조도구 사용) 루프밴드 - 약한 강도 저항부터 점진적으로 높여준다.**

❶ 루프밴드를 양쪽 발목에 걸고 골반넓이로 위치하고 선다(루프밴드 탄성유지).

❷ 고관절을 접어 상체가 30~45도 정도 기울여지는 각도로 자세를 만들어준다.

❸ 지지하고 있는 반대쪽 다리를 까치발로 세워준다.

❹ 골반을 중립으로 위치하고 복부에 힘을 준다.

❺ 무릎이 완전히 펴지는 옆(Side) 위치까지 터치(Toe Teps)한다.

❻ 다리의 무게분산은 중심축발 90% 옆으로 뻗어주는 발 10%의 체중을 싣는다.

❼ 처음 자세로 돌아가 15회 반복 후 반대편도 동일하게 실시한다.

NOTICE

· 루프밴드의 탄성이 유지 되도록 처음 자세인 골반넓이를 계속하여 유지한다.
· 얇은 얼음 위를 발가락으로 터치한다고 생각하고, 그 얼음이 깨지지 않을 정도로 가볍게 발가락 터치(Toe Taps)를 한다.

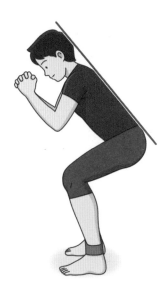

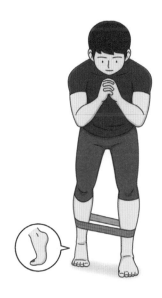

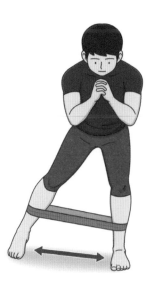

HOW TO

● **(보조도구 사용) 루프밴드 - 약한 강도 저항부터 점진적으로 높여준다.**

❶ 루프밴드를 양쪽 무릎 위 허벅지 하단에 걸고 골반 넓이로 위치하고 선다
(루프밴드 탄성유지).

❷ 한발서기 상태를 진행하기 위해 지지하고 있는 반대쪽 다리의 무릎을 90
도 접어준다.

❸ 골반을 중립으로 위치하고 복부에 힘을 준다.

❹ 한발로 고관절을 접어 상체가 30~45도 정도 기울여지는 각도로 자세를
만들어 준다.

❺ 현 자세를 유지하고, 90도로 접어준 허벅지를 옆으로 들어 올린다.

❻ 처음 자세로 돌아가 15회 반복 후 반대편도 동일하게 실시한다.

NOTICE

• 옆으로 다리를 들어 올릴 때, 골반이 위로 올라가지 않도록 주의한다.

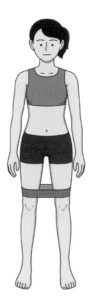

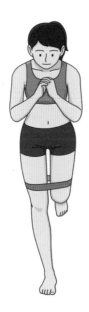

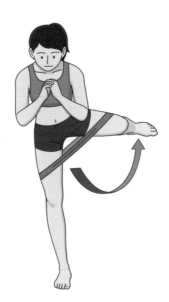

Epilogue(에필로그)

오늘날 우리 인간은 현재보다 좀더 편하고 자동화된 삶을 살기 위해 계속하여 진보된 환경을 만들고 발전시키고자 부단히 노력하고 있습니다. 바뀌어가는 현재는 하루하루 변함없이 흘러가고 있으며, 우리는 최소한의 움직임만으로 편리화된 것을 지향하고 있고 그러한 환경에 익숙해지려 합니다.

인간의 몸은 구조적으로 움직이기 위해 만들어 졌으며, 이러한 우리 인체의 통제는 중추신경계인 뇌에서 움직임을 지시하여 힘을 쓰고 활동하게 만듭니다. 결국 움직이지 않는다는 것은 뇌의 원활한 작동을 기대하기 어렵다는 것이라 해석해 볼 수 있습니다.

우리가 활동할 때 사용하는 근육은 신경계의 지배를 받게 되고, 이러한 신경의 통제와 조절 하에 근육은 움직이며 신경 하나하나가 통제할 수 있는 근섬유의 개수, 즉 운동 단위가 증가하여 움직임이 없는 생활을 할 때보다 저항력이 강해집니다. 이러한 과정을 통하여 "쪼그려 앉고, 일어나고, 걷고, 뛰고 ,당기고, 밀고" 등 몸을 더욱 효율적으로 움직일 수 있게 됩니다.

과거와 다른 국민 경제수준과 여가시간의 활용, 개인의 이상과 영리 추구가 움직여야 한다는 주장을 반론할 수 없을 정도로 현대사회의 발전과 더불어 인간의 수명 연장과 건강은 단순명료하게 이야기하여 움직여야 하고, 움직여만 한다는 것입니다.

"살아 있는 물은 흐르고, 고인 물은 썩게 되기 마련이다."
이런 이야기들을 통해 우리는 더욱더 움직임의 필요성을 즉각적으로 체감할 수 있을 것입니다. 우리의 인체도 마찬가지입니다. 건강한 삶을 위해서는 움직여야만 합니다. Move! Move!

'쪼그려 앉기'라는 하나의 콘텐츠만으로 건강한 삶을 논하기는 너무 한정적이며, 국소적이라 할 수 있을 것입니다. 그러나 "쪼=스"는 굉장히 기술적인 동작이며 인체의 통합적인 움직임을 필요로 합니다. 아마 생각보다는 그리 쉽고 간단한 동작이라 할 수는 없을 것입니다. 인체의 많은 조직들과 생체역학적 움직임을 동반하여야 하기 때문입니다.

자! 신체의 건강을 위해 지금부터라도 제대로 된 쪼그려 앉기부터 시작해보는 것은 어떨까요?
제대로 쪼그려 앉기 위해 우리에 몸이 필요로 하거나 준비해야 될 것들이 얼마나 많은지, 이 책의 앞 부분으로 돌아가 확인해 보기 바랍니다.

"당신은 지금 정말로 제대로 된 쪼그려 앉기(쪼=스)를 하고 있나요?"

올바른 움직임 속에서 우리의 몸이 필요로 하는

관절의 움직임과 근육들을 깨우세요！

&

스스로 그것을 반복하고 인지하여

일상과 운동에 적용하세요！

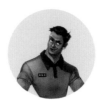

" Daily lift and exercise are One！"

(일상과 운동은 하나입니다)

- Hurricane kim 김광수